高血压诊疗常规

孙宁玲　吴海英　主　　编
北京医师协会　组织编写

中国医药科技出版社

《高血压诊疗常规》
编委会

主　编　孙宁玲（北京大学人民医院）

　　　　吴海英（中国医学科学院阜外心血管病医院）

副主编（按姓氏笔画排序）

　　　　华　琦（首都医科大学宣武医院）

　　　　严晓伟（中国医学科学院北京协和医院）

　　　　陈源源（北京大学人民医院）

　　　　范　利（中国人民解放军总医院）

编　委　程　虹　党爱民　丁文惠　付　研

　　　　何永洁　惠汝太　李光伟　刘　靖

　　　　刘　蔚　刘小慧　龙　梅　马炳辰

　　　　马庆春　马志毅　王鸿懿　王鲁雁

　　　　王旭东　喜　杨　张莉萍　赵性泉

序言

　　我非常高兴地向各位推荐北京医师协会亲力亲为与北京地区35个医学专科的专家们具有历史意义合作的一个象征——北京市《临床医疗护理常规》正式出版。其宗旨仍然是致力于全市医疗质量与患者安全的持续性改进和提高。

　　提高质量的医疗服务，需要有效的领导，这种领导支持来自于医疗机构的许多方面，包括治理层领导们、临床与管理部门的负责人，以及其他处于领导职位的人的支持；质量与安全更扎根于每位医务人员和其他工作人员的日常工作生活中，当医生与护士评估患者的需要并提供医疗服务的时候，本书的内容毫无疑问有助于帮助他们理解和如何做到切实改进质量，以帮助患者并降低风险。同样，管理者、辅助人员，以及其他人员通过北京市《临床医疗护理常规》的学习并应用于日常工作中，也有助于提高工作效率，改善资源利用率，从而达到质量持续改进与医疗安全的目的。

　　我们热切地展望未来，与我们的医学同道们一起合作，在朝着医疗护理质量持续改进的历程中互相学习，为首都乃至中国的医药卫生体制改革和促进人民的健康，不失时机地做出我们的努力！

金大鹏

2012年4月

编写说明

10年前，北京医师协会受北京市卫生局委托，组织北京地区几十家医院的数百名医学专家、学科带头人及中青年业务骨干，以现代医学理论为指导，参考国内外相关版本，结合临床实践经验，编写了北京市《临床医疗护理常规》，并于2002年正式出版。

10年来，《临床医疗护理常规》对规范各级各类医院的医疗质量，规范医护人员在医疗护理实践中的诊疗行为，保障患者的健康产生了重要的作用。但是随着医疗卫生改革的深化和临床医学的发展、临床学科的细化，北京市《临床医疗护理常规》已经不能充分体现北京地区的医疗水平。

北京医师协会根据卫生部有关专业分类的规定，组织本协会内34个专科的专家委员会对北京市《临床医疗护理常规》进行修编。在编写过程中，力求体现北京地区的医疗水平，尽量保持原来的体例和风格，经反复修改定稿。

尚需说明：

1. 北京市《临床医疗护理常规》修编是根据卫生部颁布的18个普通专科和16个亚专科分类，加上临床护理专业。18个普通专科是：内科、外科、妇产科、儿科、急诊科、神经内科、皮肤科、眼科、耳鼻咽喉科、精神科、小儿外科、康复医学科、麻醉科、医学检验科、临床病理科、口腔科、全科医学科、医学影像科。16个亚专科是：心血管内科、呼吸内科、消化内科、内分泌科、血液内科、肾脏内科、感染科、风湿免疫科、普通外科、骨科、心血管外科、胸外科、泌尿外科、整形外科、烧伤科、神经外科。

2. 北京市《临床医疗护理常规》的本次修编有较大幅度的调整，由2002版的11个分册调整为现行版的35个分册。其中由于外科与普通外科、儿科与小儿外科相通颇多故各自合并为一个分册，医学影像科以放射科、超声科和放射治疗三个分册分别论述。

3. 为进一步完善我市医师定期考核工作，保证医师定期考核取得实效，2012年，北京市卫生局将根据专科医师发展情况试点开展按专科进行业务水平测试的考核方式。修编后的北京市《临床医疗护理常规》旨在积极配合专科医师制度的建设，各专科分册独立程度高、专科性强，为各专科医师应知应会的基本知识和技能。

《临床医疗护理常规》将成为在各专科领域内执业的临床医师"定期考核"业务水平测试的内容。

4. 北京市《临床医疗护理常规》的修编出版仍然是一项基础性的工作，目的在于为各级医护人员在诊疗护理工作中提供应参照的基本程序和方法，有利于临床路径工作的开展，并不妨碍促进医学进展的学术探讨和技术改造。

5. 本次修编仍不含中医专业。

北京医师协会
2012年3月

前 言

　　高血压是慢性非传染性疾病的一种，是对人类健康危害较重的临床疾病。高血压的发病和患病率有逐年增高的趋势。2002 年的统计数据显示：高血压的患病率已达 20% 以上，但高血压的控制率仅为 6%。因此，规范血压管理，正确诊断以及规范治疗高血压已经迫在眉睫。

　　本书按照新版《中国高血压防治指南》的标准，参考最新版的高血压专业的进展专著，从高血压的诊断、鉴别诊断、治疗等多方面进行阐述，重点叙述了高血压的临床评估流程。全书共 8 章，内容包括原发性高血压与继发性高血压的鉴别诊断程序和原则等内容。在高血压治疗学方面对特殊高血压人群治疗方案的选择，给予了明确的推荐，特别对难治性高血压这样一种特殊的血压类型，提出了清晰的治疗路径。为了使读者能更好地理解高血压的诊断和治疗，本书附录部分增加了高血压的相关指南，这些内容将会方便读者选择自己的治疗方案。我们的目的是力求使《高血压诊疗常规》成为医生诊断、鉴别和治疗高血压的简明工具书。

　　本书由北京医师协会高血压专家委员会的全体专家共同撰写而成。在编写过程中，各位专家及协助编写的同道们付出了艰辛的努力，在此深表谢意，对大家的无私奉献表示衷心的感谢。

编　者
2014 年 10 月

Contents

目　录

第一章 高血压的诊断

一、高血压定义

在未使用降压药物的情况下，非同日 3 次测量血压，收缩压 ≥140mmHg 和（或）舒张压 ≥90mmHg。收缩压 ≥140mmHg 和舒张压 <90mmHg 为单纯性收缩期高血压。患者既往有高血压史，目前正在使用降压药物，血压虽然低于 140/90mmHg，也诊断为高血压。

二、血压测量和判断

血压测量是评估血压水平、诊断高血压以及观察降压疗效的主要手段，主要采用诊室血压、动态血压以及自测血压三种方法。其中诊室血压与动态血压相比更易实现，与家庭自测血压相比更易控制质量，因此，仍是目前评估血压水平的主要方法。24h 动态血压监测和家庭血压测量也是辅助高血压诊断的重要方法。对于一些高血压患者，在某些特殊情况下可能还需要进行体位血压测量。

（一）诊室血压

诊室血压由医护人员在诊室按统一规范进行测量。

1. 测量工具

选择符合计量标准的水银柱血压计或者经过验证的电子血压计。

2. 测定判断方法

（1）使用大小合适的气囊袖带，气囊至少应包裹 80% 上臂。

（2）测血压前，受试者应至少坐位安静休息 5min，30min 内禁止吸烟或饮咖啡，排空膀胱。

（3）受试者取坐位，最好坐靠背椅，裸露上臂，上臂与心脏处在同一水平。如果怀疑外周血管病，首次就诊时应测量左、右上臂血压，以后通常测量较高读数一侧的上臂血压。特殊情况下可以取卧位或站立位。

（4）将袖带紧贴缚在被测者的上臂，袖带的下缘应在肘弯上 2.5cm。将听诊器探头置于肱动脉搏动处。

（5）使用水银柱血压计测压时，快速充气，使气囊内压力达到桡动脉搏动消失后，再升 30mmHg，然后以恒定的速率（2~6mmHg/s）缓慢放气。心率缓慢者，放气速率应更慢些。获得舒张压读数后，快速放气至零。

（6）在放气过程中仔细听取柯氏音，观察柯氏音第 I 时相（第一音）和第 V 时相（消失音）水银柱凸面的垂直高度。收缩压读数取柯氏音第 I 时相，舒张压读数取柯氏音第 V 时相。12 岁以下儿童、妊娠妇女、严重贫血、甲状腺功能亢进、主动脉瓣关闭不全及柯氏音不消失者，可以柯氏音第 IV 时相（变音）为舒张压（注意：房颤患者及心律明显不齐者血压值的测定会有偏差，需多次测量）。

（7）血压单位在临床使用时采用毫米汞柱（mmHg）。

（8）应相隔 1～2min 重复测量，取 2 次读数的平均值记录。如果收缩压或舒张压的 2 次读数相差 5mmHg 以上，应再次测量，取 3 次读数的平均值记录。

（9）使用水银柱血压计测压读取血压数值时，末位数值只能为 0、2、4、6、8，不能出现 1、3、5、7、9，并应注意避免末位数偏好。

3. 正常值和临床意义

诊断标准为收缩压 ≥140mmHg 和（或）舒张压 ≥90mmHg。本方法目前仍是评估血压水平和临床诊断高血压并进行分级的最常用方法。

（二）家庭自测血压

家庭血压监测（HBPM）通常由被测量者自我完成，这时又称自测血压或家庭自测血压，但也可由家庭成员等协助完成。

1. 测量工具

使用经过验证的上臂式全自动电子血压计。

2. 测定判断方法

目前还没有一致方案。一般情况建议，每天早晨和晚上测量血压，每次测 2～3 遍，取平均值；血压控制平稳者，可每周 1 天测量血压。对初诊高血压或血压不稳定的高血压患者，建议连续家庭测量血压 7 天（至少 3 天），每天早、晚各一次，每次测量 2～3 遍，取后 6 天血压平均值作为参考值。

家庭自测血压适用于：一般高血压患者的血压监测；白大衣高血压及隐匿性高血压的识别；评价长时血压变异；辅助降压疗效评价；预测心血管风险及预后等。应尽可能向医生提供完整的血压记录。未来通过远程控制系统将可实现血压的实时、数字化监测。对于精神高度焦虑患者，不建议自测血压。

3. 正常值和临床意义

家庭自测血压值一般低于诊室血压值，高血压的诊断标准为 ≥135/85mmHg，与诊室血压的 140/90mmHg 相对应。因为测量在熟悉的家庭环境中进行，因而，也可以避免白大衣效应。家庭血压监测还可用于评估数日、数周甚至数月、数年血压的长期变异或降压治疗效果，而且有助于增强患者的参与意识，改善患者的治疗依从性。

（三）动态血压

动态血压监测（ABPM）则通常由自动的血压测量仪器完成，测量次数较多，无测量者误差，可避免白大衣效应，并可测量夜间睡眠期间的血压，因此，既可更准确地测量血压，也可评估血压短时变异和昼夜节律。

1. 测量工具

使用经 BHS、AAMI 和（或）ESH 方案验证的动态血压监测仪，并每年至少 1 次与水银柱血压计进行读数校准，采用 Y 或 T 型管与袖带连通，两者的血压平均读数应 <5mmHg。

2. 测定判断方法

测压间隔时间可选择 15、20 或 30min。通常夜间测压间隔时间可适当延长至 30min。血压读数应达到应测次数的 80% 以上，最好每小时有至少 1 个血压读数。

3. 正常值和临床意义

目前动态血压监测的常用指标是 24h、白天（清醒活动）和夜间（睡眠）的平均收缩压与舒张压水平，夜间血压下降百分率以及清晨时段血压的升高幅度（晨峰）。24h、白天与夜间血压的平均值反映不同时段血压的总体水平，是目前采用 24h 动态血压诊断高血压的主要依据，其诊断标准包括：24h 为 130/80mmHg，白天为 135/85mmHg，夜间为 120/70mmHg。夜间血压下降百分率：（白天平均值 − 夜间平均值）/白天平均值。下降 10% ~ 20% 为构型；下降 < 10% 为非构型。收缩压与舒张压不一致时，以收缩压为准。血压晨峰：起床后 2h 内的收缩压平均值 − 夜间睡眠时的收缩压最低值（包括最低值在内 1h 的平均值），≥35mmHg 为晨峰血压增高。此外，通过计算 24h 监测的收缩压与舒张压之间的关系，可评估大动脉的弹性功能，预测心血管事件特别是脑卒中风险。

动态血压监测也可用于评估降压疗效。主要观察 24h、白天和夜间的平均收缩压与舒张压是否达到治疗目标，即 24h 血压 < 130/80mmHg，白天血压 < 135/85mmHg，且夜间血压 < 120/70mmHg。

动态血压监测可诊断白大衣高血压，发现隐蔽性高血压，检查顽固难治性高血压的原因，评估血压升高程度、短时变异和昼夜节律等。

三种血压测量方法的血压目标值见表 1 – 1。

表 1 – 1　三种血压测量方法的血压目标值

项目	SBP（mmHg）	DBP（mmHg）
诊室血压	< 140	或 < 90
24h 血压	< 130	或 < 80
白天	< 135	或 < 85
夜间	< 120	或 < 70
家庭自测血压	< 135	或 < 85

（四）体位血压

一般情况下测量血压时受试者取坐位，特殊情况下可以取卧位或站立位。老年人、糖尿病患者及出现直立性低血压情况者，应加测站立位血压。站立位血压应在卧位改为站立位后 1min 和 5min 时测量。

研究发现，坐位舒张压较卧位舒张压高 5mmHg，收缩压相差不大。卧位收缩压较直立收缩压高 8mmHg。如果安静站立 3min，收缩压下降 > 20mmHg，和（或）舒张压下降 > 10mmHg，诊断为直立性低血压。

第二章　高血压患者接诊程序和注意事项

一、临床病史采集和家族史

对所有的高血压患者应进行仔细的病史采集。首先应了解患者的病程，患高血压的时间、血压水平，是否接受过抗高血压药物治疗及其疗效和副作用。有无临床伴随症状，如头晕、心悸、后颈部不适等，有无提示继发性高血压的症状（阵发性出汗、头痛、焦虑、阵发性肌无力和痉挛），有无靶器官损害及临床并发症的症状。了解既往有无冠心病、心力衰竭、脑血管病、外周血管病、糖尿病、痛风、血脂异常、睡眠呼吸暂停综合征等病史。了解患者的生活方式，询问饮食习惯和膳食中的脂肪及盐摄入量，体重变化情况，体力活动的量。询问有无饮酒和吸烟史，每日饮酒量和吸烟的支数。了解有无药物致高血压的情况，如详细询问是否服用过可能升高血压的药物，如口服避孕药、非甾体抗炎镇痛药、甘草等。还应了解心理社会因素，有无可能影响高血压病程及疗效的个人心理、社会和环境等因素，包括家庭情况、工作环境及文化程度等。

了解患者有无高血压家族史，询问一级亲属中高血压的患病情况。另外，还要了解有无糖尿病、血脂异常、冠心病、脑卒中或肾脏病等家族史。

二、体格检查

体格检查有助于早期发现靶器官损害的情况。如抬举性心尖冲动提示左心室肥厚；心尖冲动弥散并且心界向左下扩大，提示左心室扩大。部分高血压患者主动脉瓣听诊区第2音亢进，带有金属音调，可能有大动脉硬化或主动脉瓣钙化。体格检查还可发现继发性高血压的表现，如腹部闻及血管杂音，应注意有无肾动脉狭窄。观察有无Cushing面容、水牛背、满月脸、甲状腺功能亢进性突眼征和下肢水肿等，并进行全面的心、肺、腹部和神经系统的检查，对外周动脉如颈动脉、胸主动脉、腹主动脉及股动脉进行听诊，了解有无血管杂音。体格检查除测量双上肢血压外，必要时还应测量双下肢血压，以了解有无主动脉缩窄和下肢血管闭塞。另外，还应测量体重指数（BMI），测量腰围及臀围等。

三、实验室检查

应根据每个高血压患者的具体情况，选择下列实验室检查。

1. 血液生化检查

包括肝功能、血电解质（血钾、血钠）、空腹血糖、血清总胆固醇、甘油三酯、高密度脂蛋白胆固醇、低密度脂蛋白胆固醇、尿酸和肌酐。还可检测一些选择性项目，如血浆肾素、血管紧张素Ⅱ、醛固酮（坐位和立位）、同型半胱氨酸水平、C－反应蛋白等。

2. 血常规

全血细胞计数、血红蛋白和血细胞比容。

3. 尿液分析

尿蛋白定性、尿比重测量、尿糖和尿沉渣检查，尿白蛋白肌酐比（白蛋白/肌酐）、24h 尿蛋白定量，必要时检查肾小管 3 项。

4. 计算 eGFR

采用 MDRD 公式：$eGFR = 175 \times [\text{血肌酐（mg/dl}）]^{-1.234} \times [\text{年龄（岁}）]^{-0.179} \times$（女性 ×0.79），计算单位 $ml/（min \cdot 1.73m^2）$。

5. 心电图

可了解是否有左心室肥厚、左房负荷过重和各种心律失常，是否有 ST – T 等提示心肌缺血的改变。

6. X 线胸片

可了解心胸比值、心影大小及大动脉的形态。

7. 超声心动图

超声心动图比心电图能更准确地诊断左心室肥厚和心脏扩大，并可了解高血压患者的心脏功能，包括收缩功能和舒张功能。

8. 脉搏波传导速度（PWV）和踝臂指数（ABI）

PWV 的检测可了解大动脉的弹性和僵硬度，早期评估血管损害的风险。通过检测 ABI 可了解下肢动脉硬化的程度，有无血管狭窄。

9. 动态血压监测（ABPM）

ABPM 可了解高血压患者的血压波动情况、靶器官损害程度并可判断患者的预后，鉴别白大衣高血压和隐蔽性高血压，对于高血压患者的诊断、鉴别诊断和指导合理地选择降压药具有一定的临床意义。

10. 其他检查

包括颈动脉超声、眼底检查和睡眠呼吸监测。如有必要可进行相关动脉造影、肾脏和肾上腺超声、CT 或 MRI。

第三章　高血压患者诊断性评估

临床工作中对高血压患者进行诊断性评估至关重要，正确的治疗策略的制定和具体治疗方案的选择，可影响患者的治疗效果和预后。其内容主要包括三个方面：①确定血压水平及合并的其他心血管危险因素；②判断高血压的病因，明确有无继发性高血压；③评价靶器官损害及其他相关临床情况。根据上述评价结果做出高血压的病因诊断和评估患者的总体心血管风险。

一、确定血压水平及心血管危险因素

1. 确定血压水平

目前临床上主要根据诊室血压评估血压水平和诊断高血压并进行血压分级。依据2010年版的《中国高血压防治指南》，18岁以上的成人按血压水平进行分类如下：正常血压（SBP < 120mmHg 和 DBP < 80mmHg）、正常高值血压［SBP 120~139mmHg 和（或）DBP 80~89mmHg］和高血压［SBP ≥ 140mmHg 和（或）DBP ≥90mmHg］。高血压患者根据血压升高水平进一步分为1级、2级和3级高血压（表3-1）。

表3-1　血压分类水平和定义

分类	SBP（mmHg）		DBP（mmHg）
正常血压	< 120	和	< 80
正常高值	120~139	和（或）	80~89
高血压	≥140	和（或）	≥90
1级高血压（轻度）	140~159	和（或）	90~99
2级高血压（中度）	160~179	和（或）	100~109
3级高血压（重度）	≥180	和（或）	≥110
单纯收缩期高血压	≥140	和	< 90

2. 确定心血管危险因素

根据上述详细的病史、个人史、家族史等情况的询问，细致的系统体格检查及临床实验室检查和辅助检查，明确患者是否合并吸烟、早发心血管病家族史、腹型肥胖、空腹血糖和（或）糖耐量受损、总胆固醇或 LDL-C 升高或 HDL-C 降低、血同型半胱氨酸升高等其他心血管危险因素。

二、判断高血压的病因，明确有无继发性高血压

同样根据上述详细的病史、个人史、家族史等情况的询问，临床实验室检查和辅助检查，必要时进行特殊辅助检查如血浆肾素、血管紧张素醛固酮的测定，肾脏大小、肾动脉的超声、肾上腺区的增强 CT 或 MRI 检查，明确患者是否为继发性高血压或合并继发性高血压，以制定针对性的治疗策略和具体治疗方案。

三、评价靶器官损害及其他相关临床情况

同样根据患者临床情况及各医疗单位条件，对初诊高血压患者进行靶器官结构和功能评价，或定期对已接受治疗的高血压患者进行相应检查，以早期发现靶器官损害及其进展情况，及时给予相应的干预治疗。

1. 心脏

（1）心电图检查评价患者是否存在左心室肥厚、缓慢或快速型心律失常；

（2）胸部 X 线检查了解心脏轮廓、大动脉及肺循环情况；

（3）心脏功能的判断　超声心动图在诊断左心室肥厚方面优于心电图并可辅助诊断舒张期心力衰竭；

（4）心脏磁共振血管造影（MRA）检查（必要时可采用）；

（5）心脏血管病变的判断　计算机断层扫描血管造影（CTA）、心脏放射性核素显像、运动试验或冠状动脉造影等，以明确患者是否同时存在相应的心血管靶器官损害或临床疾病。

2. 血管

行血管超声检查可明确患者颈动脉内中膜厚度（IMT）和是否存在颈动脉粥样斑块，后者可独立于血压水平预测心血管事件。脉搏波传导速度（PWV）增快是心血管事件的独立预测因素，有条件的医院可采用 PWV 检查评价患者大动脉僵硬度。踝臂血压指数（ABI）可用于筛查外周动脉疾病，评估心血管风险。

3. 肾脏

肾脏损害主要根据血清肌酐升高、估算的肾小球滤过率（eGFR）降低，尿白蛋白/肌酐比值或尿白蛋白排出量（UAE）增加以进行判断。

4. 眼底

视网膜动脉病变可反映小血管病变情况，按 Keith – Wagener 和 Backer 四级分类法，常规眼底镜检查的高血压眼底 3 级或 4 级为高血压的视网膜病变。

5. 脑

病史中 TIA 发作，头颅 MRI、CT 发现缺血性卒中的软化灶或出血灶。MRA、CTA 和经颅多普勒超声有助于诊断脑血管狭窄或闭塞。

四、高血压危险分层

评估高血压患者发生心脑血管事件的风险，对高血压患者进行个体化的分层管理是目前高血压治疗的重要策略。欧美及我国高血压指南均建议根据血压水平及合并的心血管危险因素和临床疾病情况对高血压患者进行危险分层，以此确定启动降压治疗的时机、合适的血压控制目标、优化的个体化降压治疗方案，并实施危险因素的综合管理。

根据《中国高血压防治指南》（2010 年版）将高血压患者按心血管风险水平分为低危、中危、高危和很高危（表 3 – 2）。其中影响患者预后的心血管危险因素见表 3 – 3。上述危险分层标准是目前高血压患者进行分层管理的基础和依据，也是启动高血压治疗的基本条件。

表 3 - 2　高血压患者心血管风险分层

其他危险因素和病史	1 级高血压	2 级高血压	3 级高血压
无	低危	中危	高危
1~2 个其他危险因素	中危	中危	很高危
≥3 个其他危险因素或靶器官损害	高危	高危	很高危
临床并发症或合并糖尿病	很高危	很高危	很高危

表 3 - 3　影响高血压患者预后的心血管危险因素

心血管危险因素	靶器官损害（TOD）	伴临床疾患
● 高血压（1~3 级） ● 男性 >55 岁；女性 >65 岁 ● 吸烟 ● 糖耐量受损（2h 血糖 7.8 ~ 11.0mmol/L）和（或）空腹血糖异常（6.1 ~ 6.9mmol/L） ● 血脂异常 　TC ≥ 5.7mmol/L（220mg/dl）或 　LDL - C > 3.3mmol/L（130mg/dl）或 　HDL - C < 1.0mmol/L（40mg/dl） ● 早发心血管病家族史（一级亲属发病年龄 <50 岁） ● 腹型肥胖（腰围：男性 ≥90cm，女性 ≥85cm）或肥胖（BMI≥28kg/m^2）	● 左心室肥厚 　心电图：Sokolow - Lyons >38mv 或 Cornell >2440mm · mms 　超声心动图 LVMI：男≥125，女≥120g/m^2 ● 颈动脉超声 IMT≥0.9mm 或动脉粥样斑块 ● 颈 - 股动脉脉搏波速度≥12m/s ● 踝/臂血压指数 <0.9 ● 估算的肾小球滤过率降低［eGFR <60ml/（min · 1.73m^2）］或血清肌酐轻度升高： 　男性 115 ~ 133mmol/L（1.3 ~ 1.5mg/dl） 　女性 107 ~ 124mmol/L（1.2 ~ 1.4mg/dl） ● 微量白蛋白尿： 　30 ~ 300mg/24h 或白蛋白/肌酐比： 　≥30mg/g（3.5mg/mmol）	● 脑血管病： 　脑出血 　缺血性脑卒中 　短暂性脑缺血发作 ● 心脏疾病： 　心肌梗死史 　心绞痛 　冠状动脉血运重建史 　充血性心力衰竭 ● 肾脏疾病： 　糖尿病肾病 　肾功能受损 　血肌酐： 　　男性 >133mmol/L（1.5mg/dl） 　　女性 >124mmol/L（1.4mg/dl） 　　蛋白尿（>300mg/24h） ● 外周血管疾病 ● 视网膜病变： 　出血或渗出，视乳头水肿 　糖尿病 　空腹血糖：≥7.0mmol/L（126mg/dl） 　餐后血糖：≥11.1mmol/L（200mg/dl） 　糖化血红蛋白：（HbA$_1$c）≥6.5%

　　TC：总胆固醇；LDL - C：低密度脂蛋白胆固醇；HDL - C：高密度脂蛋白胆固醇；LVMI：左心室质量指数；IMT：颈动脉内中膜厚度；BMI：体质指数。

第四章　高血压鉴别诊断程序与原则

一、继发性高血压筛查人群

在临床工作中应对以下高血压患者进行继发性高血压的筛查：

（1）发病年龄 <30 岁且无高血压家族史；

（2）血压增高的幅度大，通常达高血压 3 级（>180/110mmHg）；

（3）血压难以控制，需要使用三种或以上降压药；

（4）常用的五大类降压药物效果不佳；

（5）血压波动大或阵发性高血压；

（6）坚持服药情况下控制良好的血压突然明显升高；

（7）双上肢血压不对称；

（8）体检闻及血管杂音；

（9）未服用或服用小剂量利尿剂即出现明显低血钾，排除进食差、腹泻等诱因；

（10）服用血管紧张素转换酶抑制剂（ACEI）或血管紧张素受体拮抗剂（ARB）后出现肾功能的急剧恶化，血肌酐明显升高；

（11）高血压伴有尿常规异常，如大量蛋白尿、多量红白细胞等；

（12）急性心力衰竭或一过性肺水肿，尤其以晨起和夜间多见；

（13）单侧肾萎缩。

二、常见继发性高血压筛查程序

（一）肾实质性高血压

【概述】

由各种肾实质疾病引起的高血压统称肾实质性高血压，其发病率在继发性高血压中占第一位，为常见疾病。肾实质性高血压为由各种急、慢性和（或）继发性肾脏疾病所致的高血压。临床常见疾病包括：慢性肾小球肾炎（IgA 肾病常见）、急性肾炎、急进性肾炎、狼疮性肾炎、糖尿病肾病及慢性肾小管间质肾病等。与同等水平的原发性高血压相比，肾实质性高血压的眼底病变更严重，心血管并发症更多，更易进展成恶性高血压，所以，肾实质性高血压的预后比原发性高血压差。需要特别强调的是肾实质性高血压又将反过来危害肾脏，加速肾实质疾病（尤其是慢性肾小球疾病）的进展，形成恶性循环。因此，肾实质性高血压必须积极治疗。

【诊断】

1. 临床表现

可见原发肾脏疾病的各种表现，如眼睑及双下肢水肿、肉眼血尿、尿量改变，以及乏力、食欲下降、体重减轻等症状。但是由于某些患者的原发肾脏疾病症状较为隐袭，其引发的肾实质性高血压往往成为首次就诊疾病，高血压有关临床表现较为突出，如突发头晕、头痛、视力模糊，血压升高程度甚可达恶性高血压标准。随着病情进一步进展，会出现夜尿量增多（夜尿量超过全日尿量1/2）等肾小管浓缩功能障碍表现，并逐渐出现血肌酐升高，最终会进入慢性肾衰竭尿毒症，肾功能进展速度与原发肾脏疾病的类型及血压升高程度、控制程度等相关。肾实质性高血压患者发病年龄多为青中年，高血压病史较短或缺如。

2. 实验室检查

实验室检查可见与原发肾脏病有关的化验异常，蛋白尿量较多、尿沉渣镜检有形成分增加（变形红细胞、管型等）、血白蛋白降低、血肌酐升高及肾小球滤过率下降、禁水尿渗透压降低等。

3. 辅助检查

眼底检查可见出血、渗出较为严重，视网膜动脉硬化病变有可能较轻。X线、超声心动图及CT等检查，可见心脏及脑等损伤表现。

4. 病理诊断

可见原发肾脏疾病的各种病理表现。肾实质性高血压肾脏病理与良性高血压肾硬化症的病理表现基本相同，主要侵犯肾小球前小动脉，引起入球小动脉玻璃样变，小叶间动脉及弓状动脉肌内膜增厚，导致动脉管腔狭窄，供血减少，肾脏缺血，进而继发肾小球基底膜皱缩、缺血性硬化，肾小管萎缩、肾间质纤维化等；达到恶性高血压程度时会引起严重小动脉病变（入球小动脉至弓状动脉管壁纤维素样坏死，小叶间动脉和弓状动脉严重肌内膜增厚，血管切面呈"洋葱皮"样外观，管腔高度狭窄乃至闭塞），肾实质损害（肾小球坏死增生性病变及缺血性病变，前者出现肾小球纤维素样坏死、毛细血管腔血栓及新月体形成等病变），并较快进展至肾小球硬化、肾小管萎缩及肾间质纤维化。

5. 鉴别诊断

肾实质性高血压应与良性高血压肾硬化症鉴别：若病史十分清楚则鉴别毫无困难，肾实质性高血压患者尿异常在前，高血压在后；而良性高血压肾硬化症患者高血压则先于肾损害10余年。对于病史不清，尤其已有肾功能不全的病例，鉴别常很困难，此时表4-1中资料可供参考。

表4-1 肾实质性高血压与良性高血压肾硬化症的鉴别

项目	良性高血压肾硬化症	肾实质性高血压
高血压家族史	常阳性	阴性
年龄	中、老年	青、中年
尿化验	尿蛋白轻，尿中红细胞及管型少	尿蛋白较多，尿中红细胞及管型常明显
水肿	无	常见
肾功能损害	肾小管功能（如尿渗透压测定）异常在先	肾小球功能（如肌酐清除率测定）损伤在先
眼底改变	高血压眼底改变（小动脉硬化为主）	肾炎眼底改变（渗出性病变为主）
肾性贫血	出现较晚、较轻	较明显
病程进展	较慢	较快
预后	多死于高血压心、脑并发症	多死于尿毒症

【治疗】

肾实质性高血压的治疗目标应主要放在保护呈现"三高"的残存肾脏上，毁坏的肾组织已经很难回复。因此对于系统高血压的治疗，确定降压目标值及选择合适的治疗药物最为重要。

1. 降压目标值

20 世纪 90 年代初美国国立卫生研究院领导的 MDRD（Modification of Diet in Renal Disease）试验即为慢性肾脏病（CKD）高血压降压目标值寻获了可靠依据。MDRD 研究结果认定：对于尿蛋白超过 1g/d（尤其出现大量蛋白尿）的肾脏疾病病人，平均动脉压（MAP）必须严格控制达 92mmHg（血压 125/75mmHg），尿蛋白少于 1g/d 的肾脏疾病病人，宜将 MAP 降至 97mmHg（血压 130/80mmHg）。而且，在相同 MAP 水平上，降低收缩压（及脉压）比降低舒张压更重要。2007 年《欧洲高血压指南》（ESC/ESH）及 2009 年《欧洲高血压指南再评价》明确指出，高血压合并肾脏损害降压靶目标值 130/80mmHg，2013 年《ESC/ESH 高血压指南》CKD 高血压患者的目标血压 < 140/85mmHg，2012 年《美国肾脏病指南》将高血压合并 CKD 患者的血压目标为 140/80mmHg，大量蛋白尿的 CKD 患者血压应当 < 130/80mmHg。2013 年美国 JNC 对 CKD 患者血压目标定为 < 140/90mmHg。基于不同指南所依据不同的临床试验所设定 CKD 的目标血压，汇总不同的研究试验和荟萃分析，本诊疗常规规定对于 CKD 的目标血压为 < 140/90mmHg。

2. 降压药物的选择

在治疗 CKD 高血压时，首要任务是将血压降达目标值，凡能有效降压、把血压降至目标值的药物均可应用。不过，在将血压降至目标值的前提下，宜首选肾脏保护作用最强的药物。近年，许多循证医学试验已证实，能阻断肾素－血管紧张素－醛固酮作用的血管紧张素转换酶抑制剂（ACEI）及血管紧张素 II 受体阻断剂（ARB）肾脏保护作用最强，故应首选。钙拮抗剂（CCB）治疗系统高血压包括 CKD 高血压的疗效早已肯定，但是该类药物中双氢吡啶类 CCB 在治疗肾实质性高血压时，对肾脏的作用曾存在严重争论。近年一些临床研究的结果已能对此争论澄清，只要把系统高血压降达目标值，双氢吡啶类 CCB 肯定对肾脏具有保护作用，此时该药降低血压的效益已能克服其扩张入球小动脉的弊端，而使肾小球内"三高"的血流动力学变化得到改善。其他降压药，如利尿药、β 受体阻断剂及 α 受体阻断剂等，都具有血压依赖性肾脏保护效应，使用这些药物治疗 CKD 高血压时，只要把系统高血压降达目标值，均能延缓肾功能损害进展。但是，至今尚未发现这些药物具有非血压依赖性肾脏保护效应，所以一般只将它们作为配伍药应用。

3. 降压药物的配伍应用原则

2007 年《欧洲高血压指南》及 2009 年《欧洲高血压指南再评价》已经明确指出，高血压合并肾损伤从初始降血压治疗就应联合用药。肾实质性高血压也常需 3 ~ 4 种降压药联用才能有效降压。现在多采用如下流程：首选 ACEI 或（和）ARB 配合小剂量利尿药应用。小剂量利尿药排钠，并对慢性肾脏病高血容量患者适量利水，都能帮助 ACEI 及 ARB 发挥降血压疗效。但是，利尿药一定不能过量。肾功能不全病人还要参考 SCr 水平选用利尿药：SCr < 159μmol/L（1.8mg/dl）时，可用噻嗪类利尿药；而 SCr >

159μmol/L（1.8mg/dl）时，则只能用袢利尿药治疗，美国高血压学会（ASH）规定 eGFR≥30ml/（min·1.73m^2）时可以使用噻嗪类利尿剂，eGFR<30ml/（min·1.73m^2）时建议使用袢利尿剂，因为此时噻嗪类利尿药已无疗效。如果上面两种降压药不能使血压下降至达标，则再加 CCB，包括双氢吡啶类及非双氢吡啶类 CCB。由于双氢吡啶类 CCB 较安全，可逐渐加量至中等剂量。如果血压还不能达标，就应测量病人心率，参考心率选择下述配伍药物。心率较快（>70 次/分）宜加用 β 受体阻断剂或 α 及 β 受体阻断剂；心率偏慢（<70 次/分）则应将非双氢吡啶类 CCB 改为双氢吡啶类 CCB。如果血压下降仍不满意，再加其他降压药，包括 α 受体阻断剂、中枢性降压药及外周血管扩张药等，用 α 受体阻断剂时要警惕位置性低血压发生。降压药物配伍治疗高血压时，现多主张各药都用常规剂量，以避免大剂量用药的副作用。

（二）肾血管性高血压

【概述】

肾血管性高血压（renal vascular hypertension）是单侧或双侧肾动脉主干或分支狭窄引起的高血压。常见病因有多发性大动脉炎、肾动脉纤维肌性发育不良和动脉粥样硬化，前两者主要见于青少年，后者见于老年人。肾血管性高血压的发生是由于肾血管狭窄，导致肾脏缺血，激活肾素－血管紧张素－醛固酮系统。

【诊断】

1. 临床表现

（1）恶性或顽固性高血压；

（2）原来控制良好的高血压失去控制；

（3）高血压并有腹部血管杂音；

（4）高血压合并血管闭塞证据（冠心病、颈部血管杂音、周围血管病变）；

（5）无法用其他原因解释的血清肌酐升高；

（6）ACEI 或 ARB 降压幅度非常大或诱发急性肾功能不全；

（7）与左心功能不匹配的发作性肺水肿；

（8）高血压并两肾大小不对称。

2. 辅助检查

（1）多普勒肾动脉超声、磁共振血管造影、计算机断层血管造影　可提供肾动脉狭窄的解剖诊断；

（2）开搏通肾图、分肾肾小球滤过率、分肾静脉肾素活性　可提供肾动脉狭窄的功能诊断；

（3）经动脉血管造影　肾动脉狭窄诊断的金标准，用于确定诊断及提供解剖细节。

【治疗】

1. 药物保守治疗

药物降压时宜保持血压在适当水平。维持治疗阶段要定期测量肾体积及分肾功能，如患肾出现萎缩趋势或肾功能明显下降，则有血运重建指征。

（1）ACEI 或 ARB　控制肾血管性高血压十分有效，但可能导致患肾功能损害。对于双侧或单功能肾肾动脉狭窄患者，可能诱发急性肾功能不全，应禁用。

（2）钙拮抗剂和β受体阻断剂　对于禁用 ACEI 或 ARB 的患者是较安全有效的降压药物；具有α效应的β受体阻断剂适用于肾动脉狭窄的患者。

（3）其他药物　α受体阻断剂、非特异性血管扩张剂及中枢性降压药也可考虑适当合用。

2. 肾动脉血运重建

肾动脉血运重建，尤其是经皮肾动脉支架植入术，对于确定的肾血管性高血压和（或）缺血性肾病患者，已成为临床上首选的治疗方法。

（三）原发性醛固酮增多症

【概述】

原发性醛固酮增多症（PA）是指一组醛固酮生成异常增多，部分是由于肾素－醛固酮系统自主分泌，不被钠负荷抑制的异常状态。常见原因是肾上腺腺瘤、单侧或双侧肾上腺增生，少见原因为肾上腺或异位腺癌和糖皮质激素可调节性醛固酮增多症（GRA）。既往认为 PA 是一种罕见病，且常将低血钾作为诊断条件，现代观点认为低血钾作为诊断原发性醛固酮增多症的敏感性、特异性和诊断阳性率均很低。目前国际上普遍认为 PA 在高血压患者中约占 10%。2009 年 10 月，难治性高血压中原发性醛固酮增多症全国性调查在上海启动，结果显示，难治性高血压中原发性醛固酮增多症患病率为 15%～20%。醛固酮主要作用于肾远曲小管、集合管，增加钠的重吸收，减少排泄，降低钾的重吸收，同时增加 H^+ 的分泌。

【诊断】

1. 临床表现

高血压是该病最早、最常见的表现，主要症状有头痛、头晕，部分患者出现严重肌无力和周期性麻痹，各种心律失常及夜间多尿。一般不呈急性升高，随病情进展血压逐渐升高，大多数在 180/110mmHg，以舒张压升高为主，对一般降压药反应欠佳。应在以下人群中筛查 PA：2 级及以上高血压；药物抵抗性高血压；高血压伴有持续性或利尿剂引起的低血钾；高血压伴有肾上腺瘤；早发高血压或脑血管意外家族史（<40岁）；原发性醛固酮增多症患者患高血压的一级亲属。

2. 辅助检查

（1）血钾测定　低血钾 <3.5mmol/L（注：并非诊断必备条件，仅 9%～37% 的病人有低血钾，仅 50% 的腺瘤和 17% 的增生病人血钾 <3.5mmol/L）。

（2）24 尿钾　当血钾 <3.5mmol/L 时 24h 尿钾排泄 >25mmol/L，当血钾 <3.0mmol/L，24h 尿钾排泄 >20mmol/L。

（3）肾上腺 B 超检查、肾上腺 CT 薄层（2～3mm）　扫描明确有无肾上腺增生或结节。

（4）血糖、血钙的测定　代谢性碱中毒及低钙血症、高血糖。

（5）血浆醛固酮与肾素比值（ARR）　PA 患者表现为高醛固酮、低肾素，阳性者应进一步进行确诊试验（口服钠负荷试验、盐水输注试验、氟氢可的松抑制试验、卡托普利试验），必要时可行肾上腺静脉取血化验肾素、醛固酮进一步确诊。在进行上述检查时应当停用β受体阻断剂、利尿剂、ACEI、ARB 以及二氢吡啶类的 CCB 2～3 周，以保证 ARR 的准确性。对不能停药者，可换服缓释的维拉帕米 240～480mg/d。

（6）皮质醇24h节律的测定 当出现节律异常时可以进行地塞米松抑制试验，以排除糖皮质激素增高的低血钾。

【治疗】

1. 手术

手术切除肾上腺腺瘤和肾上腺癌；原发性肾上腺增生可行肾上腺部分切除；部分患者不适合或不耐受开腹手术者可考虑肾上腺化学消融介入治疗。

2. 药物治疗

适用于肾上腺皮质增生或手术后复发或不愿意接受手术治疗的病人，可应用螺内酯（安体舒通）20～60mg/d或依普利酮治疗，后者副作用较少。如为糖皮质激素可抑制性醛固酮增多症，可应用地塞米松或泼尼松（强的松）。

（四）嗜铬细胞瘤

【概述】

嗜铬细胞瘤起源于肾上腺髓质、交感神经节以及体内其他部位的嗜铬组织，肿瘤间歇或者持续释放过多的肾上腺素、去甲肾上腺素、多巴胺等儿茶酚胺，遇到某种刺激时，瘤体可释放出相当量的儿茶酚胺，病人就会突然血压升高、心律失常，遇到爆发性的打击，甚至是致命的打击。嗜铬细胞瘤是一种少见的继发性高血压原因之一，约占高血压人群的0.5%～1%，本病以20～40岁青壮年患者居多，男与女之比几乎相等。嗜铬细胞瘤约90%为良性。

【诊断】

1. 临床表现

典型的发作表现为阵发性血压升高伴心动过速、头痛、出汗、面色苍白，患者可有濒死感，此时若测血压可达200～300mmHg。高血压可为阵发性，也可为持续性，持续性者平时常有头晕、头痛、胸闷、胸痛、心慌、视觉模糊、精神紧张、焦虑、怕热等症状，此类患者肿瘤以分泌去甲肾上腺素为主，由于血管舒缩受体敏感性下降及血容量不足容易产生低血压。约有8%的病人可完全没有临床症状，主要见于体积较大的囊性嗜铬细胞瘤，其分泌的儿茶酚胺主要在肿瘤细胞内代谢，很少释放到外周循环。嗜铬细胞瘤的临床表现多种多样，存在许多不典型的表现，如腹痛、背痛、恶心、呕吐、气促、心功能衰竭、低血压甚至猝死，对于症状不典型者，不能忽视嗜铬细胞瘤的可能。

2. 辅助检查

（1）血或尿儿茶酚胺水平及其代谢产物 嗜铬细胞瘤定性诊断主要依靠实验室检查证实血或尿儿茶酚胺水平及其代谢产物的增高，3-甲氧基-4-羟扁桃酸（VMA）对持续高血压及阵发性高血压的发作具有重要的诊断意义，但需达正常高界2倍以上。

（2）影像学检查 先用超声检查，然后配合CT或者MRI检查，有条件者可使用核素扫描，此法是目前嗜铬细胞瘤定位诊断的方法。对于肾上腺外嗜铬细胞瘤和多发嗜铬细胞瘤，MRI较CT的价值大。可疑肾上腺外嗜铬细胞瘤患者，放射性核素碘代苄胍（[131]I-MIBG）是首选的检查方法，肾上腺外腹膜后多发嗜铬细胞瘤由于发生范围广泛，B超、CT、MRI检查难以确定肿瘤的具体数目，[131]I-MIBG做全身扫描，可以早期发现多发的微小嗜铬细胞瘤，优于CT。

【治疗】

1. 手术切除

嗜铬细胞瘤最有效首选的治疗方法，但手术和麻醉的危险性较大，所以围手术期的正确处理非常重要。目前术前通常选用 α 受体阻断剂如酚苄明口服 2~4 周，β 受体阻断剂术前口服治疗 1 周，减免了术中患者血压、心律的波动，提高了手术安全性；经腹腔镜行肾上腺切除术由于其术中出血少、术后疼痛轻、恢复快受到越来越多外科医师的青睐。

2. 药物治疗

恶性嗜铬细胞瘤无法手术者，选择 α 和 β 受体阻断剂联合降压治疗。

（五）Cushing 综合征

【概述】

Cushing 综合征（Cushing' syndrome）是多种病因造成肾上腺分泌过多糖皮质激素所致的临床综合征。主要临床表现有向心性肥胖、高血压、糖代谢紊乱、蛋白质代谢紊乱及骨质疏松等，其病因及发病机制包括：

（1）垂体分泌促肾上腺皮质激素（ACTH）过多导致双侧肾上腺皮质增生，是最主要的类型，占 70%。其中，继发于垂体瘤或垂体 - 下丘脑功能紊乱者称为 Cushing 病。

（2）原发性肾上腺皮质肿瘤。

（3）异源性 ACTH 综合征　由于垂体 - 肾上腺外的肿瘤分泌类 ACTH 活性物质所致，最多见的是肺癌。

（4）不依赖于 ACTH 双侧小结节增生或小结节性发育不良。

【诊断】

1. 临床表现

不同病因、不同病程表现不同，常见典型表现如下。

（1）多见于 20~40 岁，女性多于男性，起病缓慢。

（2）特殊体态　向心性肥胖，满月脸、水牛背；皮肤菲薄，紫纹多毛。

（3）代谢紊乱　60%~90% 伴糖耐量减退，严重者出现"类固醇性糖尿病"。蛋白质处于消耗状态，肌肉萎缩，伤口不易愈合，儿童生长发育受抑制。

（4）高血压　约 75% 合并血压升高，病程长者伴高血压靶器官损害。

（5）骨质疏松　以胸、腰椎及骨盆明显，可合并多处病理性骨折。

（6）其他　多毛及男性化、痤疮；性功能异常；烦躁易怒、注意力不集中、记忆力减退等精神症状；红细胞生成增多，引起多血质表现。

2. 辅助检查

（1）血浆皮质醇增高且昼夜节律消失。

（2）血清 ACTH。

（3）血糖增高或糖耐量减低。

（4）低钾和碱中毒提示肾上腺癌、重症增生或异源性 ACTH 综合征。

（5）地塞米松抑制试验。

（6）ACTH 试验。

（7）促肾上腺皮质激素释放激素（CRH）兴奋试验。

（8）肾上腺检查　B 超、CT 或 MRI。

（9）蝶鞍区检查　蝶鞍区 MRI。

（10）X 线　骨质疏松或病理性骨折。

【治疗】

治疗目标包括症状和体征改善，生化指标恢复正常或接近正常，长期控制防止复发。

1. 手术治疗

（1）库欣病　首选选择性垂体腺瘤切除术，也可选择垂体放疗。

（2）异位 ACTH 综合征　首选手术，手术失败、隐匿性异位 ACTH 综合征、恶性肿瘤转移或症状十分严重者采用双侧肾上腺切除术或以药物阻断皮质醇合成。

（3）肾上腺皮质癌　尽早手术，已有远处转移者，术后联合放疗和（或）化疗。

（4）肾上腺腺瘤　手术切除肿瘤。

2. 药物治疗

适用于轻症不愿手术者或作为手术、放疗后的辅助治疗。针对肾上腺的治疗采用类固醇合成抑制剂，影响 CRH 或 ACTH 合成和释放的药物包括赛庚定、溴隐亭、生长抑素和丙戊酸等。

（六）阻塞性睡眠呼吸暂停综合征

【概述】

阻塞性睡眠呼吸暂停综合征（obstructive sleep apnea hypopnea syndrome，OSAHS）是临床常见疾病，高血压合并 OSAHS 比例较高，50%～60% 的 OSAHS 合并高血压，而 30%～50% 的高血压同时伴有 OSAHS，是导致和（或）加重高血压的重要机制，是继发血压的重要类型。与 OSAHS 相关联的高血压称为 OSAHS 相关性高血压。

【诊断】

1. 临床表现

（1）多发生于肥胖、上气道解剖结构异常患者，男性明显多于女性，随年龄增长患病率明显增加。

（2）OSAHS 表现　睡眠时打鼾且鼾声不规律，呼吸及睡眠结构紊乱，反复出现呼吸暂停及觉醒，或患者自觉憋气，夜尿增多，晨起头痛、口干，白天嗜睡明显，记忆力减退。

（3）OSAHS 相关性高血压表现　夜间血压增高，晨起血压升高明显，血压节律紊乱，呈非构型或反构型，伴随呼吸暂停血压周期性升高，单纯药物治疗效果差，顽固性高血压多见。

2. 辅助检查

（1）多导睡眠监测（polysomnography，PSG）　是诊断 OSAHS 的标准手段。诊断标准：①临床有典型的夜间睡眠打鼾伴呼吸暂停，日间嗜睡，查体可见上气道任何部位的狭窄及阻塞，AHI ≥5 次/小时者；②对于日间嗜睡不明显，AHI ≥10 次/小时或者 AHI ≥5 次/小时，存在认知功能障碍、冠心病、脑血管疾病、糖尿病和失眠等 1 项或 1

项以上合并症者也可确诊。

（2）动态血压监测　与 PSG 结合判定 OSAHS 和高血压的相关性。

【治疗】

1. OSAHS 治疗

包括改善生活方式如减肥、体位治疗、戒烟酒和慎用镇静催眠药；中重度患者给予无创气道正压通气治疗；有明显解剖结构异常者给予手术治疗和口腔矫治器等治疗。治疗的选择，要根据患者的不同情况进行个体化治疗。

2. 高血压治疗

针对这部分患者降压同时兼顾治疗 OSAHS。目前专家共识首先推荐 ACEI、ARB 和 CCB 类降压药，在降压的同时可改善睡眠结构。不推荐中枢抑制作用的降压药，如可乐定。对夜间心动过缓患者 β 受体阻断剂应慎用。

（七）单基因遗传性高血压

【概述】

单基因遗传性高血压病是单个基因突变致病，符合孟德尔遗传定律，约占高血压患者的 1%。目前比较明确的单基因遗传性高血压有：糖皮质激素可治疗性醛固酮增多症（GRA）、Liddle 综合征、拟盐皮质激素增多症（AME）、盐皮质激素受体活性突变（MR mutations）、Gordon' 综合征（也称为假性低醛固酮血症 II 型）、高血压伴短指畸形（也称 Bilginturan 综合征）。大部分单基因遗传性高血压影响远端肾单位水 - 电解质转运和盐皮质激素的合成或功能，诱发高血压的病理机制较为相似，主要是增加远端肾单位钠、氯重吸收，容量扩张，导致血压升高。

【诊断】

表 4 - 2 总结了常见的单基因遗传性高血压的诊断特征和突变基因，而高血压伴短指畸形为正常肾素型，通过检查手掌可诊断。因此建议对年龄 <30 岁不明原因的高血压患者常规检测血肾素活性、血醛固酮、血钾、尿钾及尿醛固酮。

表 4 - 2　低肾素型单基因高血压病的诊断特征和突变基因

单基因高血压病	发病年龄	诊断标准			遗传	突变基因
糖皮质激素可治疗性醛固酮增多症	20 ~ 30 岁	PRA ↓	ALD ↑	K⁺ ↓	AD	CYP11B2 和 CYP11B1 的嵌合基因
Liddle 综合征	<30 岁	PRA ↓	ALD ↓	K⁺ ↓	AD	SCNN1B，SCNN1G 基因（ENaC 的 β 和 γ 亚基）
类盐皮质激素增多症	儿童	PRA ↓	ALD ↓	K⁺ ↓	AR	11β 羟类固醇脱氢酶基因（11βHSD2）
盐皮质激素受体活性突变	<20 或 30 岁，妊娠期高血压加重	PRA ↓	ALD ↓	K⁺ ↓	AD	盐皮质激素受体基因 MR S810L
Gordon' 综合征	<20 或 30 岁	PRA ↓	ALD ↓ / − −	K⁺ ↑	AD	WNK1，WNK4
先天性肾上腺皮质激素增生症所致的 DOC 增多症	儿童或青春期	PRA ↓	ALD ↓ / − −	K⁺ ↓ / − −	AR	CYP11B1 CYP17

PRA：血浆肾素活性；ALD：血浆醛固酮水平；AD：常染色体显性遗传；AR：常染色体隐性遗传。

【治疗】

（1）GRA　糖皮质激素、阿米洛利和螺内酯为有效治疗药物。

（2）Liddle 综合征　螺内酯治疗无效。钠拮抗剂（氨苯蝶啶、阿米洛利）有效；因敏感性不同，两种药物均需要尝试。

（3）类盐皮质激素增多征　盐皮质激素受体阻断剂螺内酯、依普利酮有效。

（4）盐皮质激素受体活性突变　妊娠妇女终止妊娠可减轻高血压。男性或非妊娠妇女无特殊治疗方法。

（5）Gordon'综合征　限盐饮食，小剂量噻嗪类利尿剂治疗敏感。

（6）先天性肾上腺皮质增生症（CAH）　糖皮质激素［氢化可的松 $10 \sim 20 \text{mg}/(\text{m}^2 \cdot \text{d})$，2/3 量睡前服，1/3 量早晨服；地塞米松 $20 \sim 30 \mu\text{g}/(\text{kg} \cdot \text{d})$，最大量 2mg/d］，处于青春期的患者糖皮质激素的剂量应比平时增加 $1.5 \sim 2$ 倍，避免出现并发症；$17 - \alpha$ 羟化酶缺陷症患者在青春发育期可用性激素替代治疗。

第五章 高血压治疗的目标和非药物治疗原则

高血压是需要治疗的疾病，其有效的治疗可以延缓高血压所导致的器官损害的进展。全方位评估危险因素、靶器官损害和临床疾病是启动高血压治疗的基础。高血压的治疗包括了生活方式的干预性治疗和药物治疗。1 级（140～159/90～99mmHg）高血压在生活方式干预下仍未达标，可以启动单药治疗。对于高危的高血压患者以及 2 级以上（≥160/100mmHg）的高血压或在单药治疗无效的患者可以在开始就启动联合治疗方案。治疗中需确定不同人群的目标血压值，评估药物治疗的效果以及不良反应，以帮助高血压患者长期治疗。

一、高血压治疗的目标

1. 总的治疗目标

血压达标，降低与心血管风险相关的高血压相关危险因素，逆转已发生的器官损害，最大限度地减少心脑血管事件的总的风险。

2. 干预危险因素

在降低血压的同时，综合干预已升高的血糖、血脂、肥胖等危险因素。

3. 积极干预靶器官受损

对由于高血压所导致的靶器官受损（蛋白尿、左室肥厚或者颈动脉增厚及斑块等）在降压的同时要积极地干预。

4. 生活方式的干预

生活方式干预作为高血压全程的干预目标，其中包括：限盐、减低体重、增加体力活动、改善情绪和减少心理压力和应激。

二、不同高血压人群的血压治疗目标

1. 一般高血压患者

血压＜140/90mmHg。

2. 高血压伴糖尿病患者

血压＜140/90mmHg，年轻糖尿病患者或者糖尿病病史＜5 年血糖控制较好的高血压伴糖尿病患者，血压＜130/80mmHg。有严重冠心病的高血压糖尿病患者：血压 130～139/70～89mmHg。

3. 老年高血压（＞65 岁）患者

血压＜150/90mmHg，如能耐受可继续降至＜140/90mmHg。

4. ＞80 岁以上高龄老年人

血压＜150/90mmHg。

5. 高血压伴糖尿病肾病患者

血压＜140/90mmHg；年轻者、糖尿病病史短者，如能耐受者，血压＜130/80mmHg。

6. 高血压伴冠心病患者

血压 < 130/80mmHg，如伴有 2 支以上严重冠脉病变的冠心病患者或近期有不稳定型心绞痛的患者，血压可维持在 130 ~ 140/70 ~ 85mmHg。

7. 高血压伴脑卒中（陈旧性缺血及出血）患者

血压 < 140/90mmHg。

8. 高血压伴夹层动脉瘤患者

血压 < 120/80mmHg。

三、高血压非药物治疗原则

高血压非药物治疗原则：合理膳食，适量运动，戒烟限酒，心理平衡。

高血压是心血管疾病发生的重要危险因素，生活方式干预可以降低血压和心血管危险，主要措施包括：减少盐的摄入、增加运动、适度饮酒、遵循 DASH（the dietary approaches to stop hypertension）饮食计划、减轻体重、戒烟和减轻精神压力，保持心理平衡等。

1. 减少钠盐摄入

《中国高血压防治指南》推荐每天钠摄入量为 < 100mmol（或 2.4g）或氯化钠 < 6g。

2. 运动

有氧运动对血压产生有益的作用，持之以恒的有氧运动不仅能减轻体重，还有助于增加胰岛素的敏感性，纠正血脂代谢紊乱。

制定运动方案时应了解自己的身体状况，运动的强度通常采用次级量（运动时心率 = 170 - 年龄），运动频度与时间要求每周 3 ~ 5 次，每次持续 20 ~ 60min。

3. DASH 饮食

1997 年美国开展了一系列通过改变饮食类型防治高血压的试验，提出了 DASH 的概念。富含水果、蔬菜和低脂奶制品，减少总脂肪含量和饱和脂肪酸含量的膳食能够降低血压。

4. 减重

肥胖是高血压的重要发病因素之一。减轻体重的方法：一方面减少热量的摄入，强调少脂肪并限制过多碳水化合物的摄入；另一方面则需增加体育锻炼，使体重指数控制在 24kg/m² 以下。

5. 限酒

因饮酒可增加服用降压药的抗性，因此提倡高血压患者戒酒。大量饮酒可诱发心脑血管事件。

6. 戒烟

吸烟时释放的尼古丁，刺激交感神经释放肾上腺素和去甲肾上腺素而引起血压升高。吸烟使血清总胆固醇及低密度脂蛋白升高，高密度脂蛋白降低，血小板黏附性增高，集聚性增强，凝血时间缩短，血浆中纤维蛋白原浓度升高，这些都可促进动脉粥样硬化。吸烟的高血压患者增加心血管事件的发生，因此戒烟应该成为强制性改善生活方式的措施来减少高血压和心血管疾病的危险。

7. 减轻精神压力，保持心理平衡

长期的精神压力和心情压抑是引起高血压的重要原因之一。高血压的心理疗法包括：保持乐观情绪，减轻心理负担，克服多疑心理，纠正不良性格，抵制社会不良因素，进行心理咨询、音乐疗法、自律训练、气功、冥想和生物反馈疗法。

总之，非药物治疗是治疗高血压的重要部分，大规模的临床试验已证明改善生活方式对控制血压或与药物共同降压的有效性，且能减少心血管的其他危险因素，因而能预防心血管疾病的发生和发展，同时非药物治疗也带来了卫生经济学价值。

第六章　高血压药物治疗的选择

第一节　单一降压药物选择原则和方法

一、降压治疗的原则

1. 降压治疗的目的

对高血压患者实施降压药物治疗的目的是通过降低血压，有效预防或延迟脑卒中、心肌梗死、心力衰竭、肾功能不全等心脑血管并发症发生；有效控制高血压的疾病进程，预防高血压急症、亚急症等重症高血压发生。

2. 降压达标的方式

将血压降低到目标水平可以显著降低心脑血管并发症的风险。应及时将血压降低到上述目标血压水平，但并非越快越好。多数高血压患者，应根据病情在数周至数月内（而非数天）将血压逐渐降至目标水平。年轻、病程较短的高血压患者，降压速度可快一点；老年人、病程较长或已有靶器官损害或并发症的患者，降压速度则应慢一点。

3. 降压药物治疗的时机

高危、很高危或 3 级高血压患者，应立即开始降压药物治疗。确诊的 2 级高血压患者，应考虑开始药物治疗；1 级高血压患者，可在生活方式干预数周后，血压仍≥140/90mmHg 时，再开始降压药物治疗。

二、降压药物应用的基本原则

降压治疗药物应用应遵循以下 4 项原则，即小剂量开始，优先选择长效制剂，联合应用及个体化。

三、常用降压药物的种类和作用特点

常用降压药物包括钙拮抗剂（CCB）、利尿剂、β 受体阻断剂、血管紧张素转换酶抑制剂（ACEI）和血管紧张素受体阻断剂（ARB）等几类及由上述药物组成的固定配比复方制剂。此外，α 受体阻断剂或其他种类降压药有时亦可应用于某些高血压人群。上述药物的适应证及禁忌证详见表 6-1～表 6-6。

1. 钙拮抗剂（又名"钙通道阻滞剂"，CCB）

【机制】

主要通过阻断血管平滑肌细胞上的钙离子通道发挥扩张血管、降低血压的作用。

【用法用量】

钙拮抗剂包括二氢吡啶类和非二氢吡啶类。前者如硝苯地平控释片、缓释片，尼群地平、拉西地平、氨氯地平和非洛地平等。此类药物可单用或与其他 4 类药联合应用。临床上常用的非二氢吡啶类钙拮抗剂主要包括维拉帕米和缓释地尔硫草两种药物，也可用于降压治疗。

表 6 – 1 常用的钙拮抗剂的种类和剂量

药物名称	每天剂量（mg）	分服次数（次）
二氢吡啶 CCB		
硝苯地平控释片	30 ~ 60	1
硝苯地平缓释片	20	2
尼群地平	10 ~ 40	2 ~ 3
拉西地平	2 ~ 8	1
氨氯地平	2.5 ~ 10	1
非洛地平	2.5 ~ 10	1
非二氢吡啶 CCB		
维拉帕米缓释片	120 ~ 240	1
缓释地尔硫草	90 ~ 180	2

【适应证】

尤其适用于老年高血压、单纯收缩期高血压、伴稳定型心绞痛、冠状动脉或颈动脉粥样硬化及周围血管病患者。

【不良反应及禁忌证】

二氢吡啶类钙拮抗剂常见不良反应包括心悸、面部潮红、脚踝部水肿、牙龈增生等。二氢吡啶类钙拮抗剂没有绝对禁忌证，但心动过速与急性心力衰竭患者应慎用，如必须使用，则应慎重选择特定制剂，如氨氯地平等药物。急性冠脉综合征患者一般不推荐使用短效硝苯地平。非二氢吡啶类钙拮抗剂常见不良反应包括抑制心脏收缩功能和传导功能，有时也会出现牙龈增生及便秘。非二氢吡啶类钙拮抗剂禁用于 2 ~ 3 度房室传导阻滞、心力衰竭患者。

【循证证据】

钙拮抗剂降压获益的循证证据较多，如欧洲收缩期高血压试验（Syst – Eur）、中国收缩期高血压试验（Syst – China）、降压降脂预防心肌梗死试验（ALLHAT）、非洛地平降低并发症研究（FEVER）等显示钙拮抗剂降压显著降低心血管事件，尤其是卒中。

2. 利尿剂

【机制】

通过利钠排水、降低高血容量负荷发挥降压作用。主要包括噻嗪类利尿剂、袢利尿剂、保钾利尿剂与醛固酮受体拮抗剂等几类。用于控制血压的利尿剂主要是噻嗪类利尿剂。

【用法用量】

在我国常用的噻嗪类利尿剂主要是氢氯噻嗪和吲达帕胺。保钾利尿剂如阿米洛利、醛固酮受体拮抗剂如螺内酯等也可用于控制血压。

表6-2　常用的利尿剂的种类和剂量

药物名称	每天剂量（mg）	分服次数（次）
氢氯噻嗪	6.25~25	1
吲哒帕胺	0.625~2.5	1
阿米洛利	5~10	1
螺内酯	25~50	1~2

【适应证】

此类药物尤其适用于食盐量高的高血压患者以及老年和高龄老年高血压、单独收缩期高血压或伴心力衰竭患者，也是难治性高血压的基础药物之一。

【不良反应及禁忌证】

利尿剂的不良反应与剂量密切相关，故通常应采用小剂量。噻嗪类利尿剂可引起低血钾，长期应用者应定期监测血钾，并适量补钾；痛风者禁用；对高尿酸血症，以及明显肾功能不全者慎用，后者如需使用利尿剂，应使用袢利尿剂，如呋塞米等。保钾利尿剂、醛固酮受体拮抗剂在利钠排水的同时不增加钾的排出，在与其他具有保钾作用的降压药如 ACEI 或 ARB 合用时需注意发生高钾血症的危险。螺内酯长期应用有可能导致男性乳房发育等不良反应。

【循证证据】

包括降压降脂预防心肌梗死试验（ALLHAT）、老老年高血压治疗研究（HYVET）、降压降糖治疗2型糖尿病预防血管事件的研究（ADVANCE）等显示利尿剂可以同其他降压药物一样减少心血管事件，并在高龄老年患者、糖尿病患者中安全有效。

3. β受体阻断剂

【机制】

主要通过抑制过度激活的交感神经活性、抑制心肌收缩力、减慢心率发挥降压作用。

【用法用量】

常用药物包括美托洛尔常释片、美托洛尔缓释片、比索洛尔、卡维地洛、阿罗洛尔和阿替洛尔等。

表6-3　常用的β受体阻断剂的种类和剂量

药物名称	每天剂量（mg）	分服次数（次）
美托洛尔常释片	25~50	2
美托洛尔缓释片	47.5~95	1
比索洛尔	2.5~10	1
卡维地洛	12.5~50	2
阿罗洛尔	10	2
阿替洛尔	12.5~50	2

【适应证】

美托洛尔、比索洛尔对 β_1 受体有较高选择性，因阻断 β_2 受体而产生的不良反应较少，既可降低血压，也可保护靶器官、降低心血管事件风险。β 受体阻断剂尤其适用于伴快速性心律失常、冠心病心绞痛、慢性心力衰竭、交感神经活性增高以及高动力状态的高血压患者。

【不良反应与禁忌证】

常见的不良反应有疲乏、肢体冷感、激动不安、胃肠不适等，还可能影响糖、脂代谢。慢性阻塞型肺病、周围血管病或糖耐量异常者及运动员慎用；必要时也可慎重选用高选择性 β 受体阻断剂。长期应用者突然停药可发生"反跳"现象，即原有的症状加重或出现新的表现，较常见有血压反跳性升高，伴头痛、焦虑等，又称之为"撤药综合征"。高度心脏传导阻滞、哮喘患者为禁忌证。

【循证证据】

β 受体阻断剂降压的临床研究包括美托洛尔高血压动脉硬化预防研究（MAPHY）、英国糖尿病前瞻研究（UKPDS）、瑞典老年高血压患者试验 2（STOP – H2）等证实该类药物有效降压并减少包括猝死等心血管事件。

4. 血管紧张素转换酶抑制剂（ACEI）

【机制】

（1）通过抑制血管紧张素转换酶减少血管紧张素 Ⅱ 的生成；

（2）减少缓激肽的降解。

【用法用量】

表 6 – 4　常用的 ACEI 的种类和剂量

药物名称	每天剂量（mg）	分服次数（次）
卡托普利	25 ~ 75	2 ~ 3
依那普利	5.0 ~ 20	2
贝那普利	5 ~ 20	1
赖诺普利	2.5 ~ 20	1
雷米普利	1.25 ~ 10	1
福辛普利	10 ~ 20	1
培哚普利	4 ~ 8	1
咪达普利	2.5 ~ 10	1

【适应证】

根据 2010 年版《中国高血压防治指南》，高血压合并心力衰竭、冠心病、左室肥厚、左心室功能不全、颈动脉粥样硬化、非糖尿病肾病、糖尿病肾病、蛋白尿/微量白蛋白尿以及代谢综合征的患者首选 ACEI。

【禁忌证】

双侧肾动脉狭窄、高钾血症患者及妊娠期女性。

【循证依据】

（1）心脏保护作用　大量临床试验证据已充分证明 ACEI 全面干预心血管事件链。

EUROPA 研究与 HOPE 研究发现，对高危冠心病患者，与安慰剂对比，ACEI 可降低冠心病、卒中、心衰等事件风险，减低心血管病死亡率。FACET、ABCD 及 ADVANCE

研究均证实 ACEI 降低糖尿病患者心血管事件。而 PROGRESS 研究则显示了 ACEI 及联合利尿剂对卒中再发的预防作用。

ACEI 是心衰治疗的基石。包括 CONSENSUS、SOLVD、V – HeFT Ⅱ 在内的 30 余项临床试验评价了 ACEI 对充血性心衰的作用，一致证实 ACEI 在慢性心衰患者改善左心室功能、缓解症状、提高运动耐受性、降低死亡率等方面均有明显效果，即使在重度心衰患者中也是安全的。

心肌梗死后使用 ACEI 的研究包括心肌梗死早期的 CONSENSUS Ⅱ、GISSI – 3、ISIS – 4 以及 CCS – 1 研究，心肌梗死后期的 SAVE、AIRE 和 TRACE 研究，均证实心肌梗死后使用 ACEI 可以改善预后。

（2）肾脏保护作用　ACEI 通过降低蛋白尿和延缓肾病进展从而起到保护肾脏的作用。BENEDICT 试验结果显示，ACEI 单独应用能够预防和减少 2 型糖尿病时微量白蛋白尿的发生。AIPRI 和 ESBARI 研究提供了贝那普利对轻、中、重度肾功能不全患者的肾脏保护作用。

5. 血管紧张素Ⅱ受体拮抗剂（ARB）

【机制】

阻断血管紧张素Ⅱ的 1 型受体，从而阻断血管紧张素Ⅱ多种病理作用。

表 6 – 5　常用的 ARB 的种类和剂量

药物名称	每天剂量（mg）	分服次数（次）
氯沙坦	25 ~ 100	1
缬沙坦	80 ~ 160	1
厄贝沙坦	150 ~ 300	1
替米沙坦	20 ~ 80	1
坎地沙坦	4 ~ 16	1
奥美沙坦	20 ~ 40	1

【适应证】

根据 2010 年版《中国高血压防治指南》，ARB 类药物适用于高血压合并糖尿病肾病、蛋白尿/微量白蛋白尿、冠心病、心力衰竭、左心室肥厚以及代谢综合征的患者，同时适用于心房颤动的预防以及服用 ACEI 抑制剂引起咳嗽者。

【禁忌证】

双侧肾动脉狭窄、高钾血症患者及妊娠者。

【循证依据】

（1）心脏保护的研究　ARB 在慢性心衰治疗方面的研究包括 ELITE Ⅱ、Val – HeFT、VALIANT、CHARM 等。这些研究多以 ACEI 为对照得到非劣效性结果，表明 ARB 对心衰患者在降低死亡、心血管死亡、心血管事件，改善预后方面与 ACEI 同样有效。

ARB 延缓及逆转左室肥厚以 LIFE 研究为代表，证实在降压幅度相似的情况下，氯沙坦组降低左室肥厚的效果明显优于阿替洛尔组，同时前者新发房颤也显著降低。

（2）脑血管保护的研究　SCOPE 研究显示与利尿剂相比，ARB 治疗降低高龄高血压患者非致死性卒中及所有卒中事件。LIFE 研究显示合并左室肥厚的高血压患者，氯沙坦治疗后卒中风险低于对照 β 受体阻断剂组。JIKEI Heart 研究中高血压合并冠心病和（或）心衰患者缬沙坦治疗较非 ARB 治疗组新发卒中风险减少 40%。上述研究均显示了 ARB 在卒中一级预防中的作用。

在卒中二级预防中，ACCESS 研究评价坎地沙坦对急性卒中患者的治疗效果，显示与安慰剂相比，ARB 显著降低致死及非致死性脑血管事件。MOSE 研究评价依普沙坦和尼群地平对卒中再发的影响，在降压幅度相同的情况下，ARB 组脑卒中事件下降 24%。

（3）肾脏保护研究　ARB 在干预微量白蛋白尿发生方面积累了许多明确的证据，包括 RENAAL 研究、MARVAL 研究以及 PRIME 研究等。

（4）改善糖代谢　ARB 在改善糖代谢紊乱方面具有特殊优势。VALUE 研究中，与钙拮抗剂相比，ARB 组降低新发糖尿病发生率的 23%。NAVIGATOR 研究显示缬沙坦与安慰剂比较，显著减少了糖耐量异常患者新发糖尿病的 14%。

6. α 受体阻断剂

【机制】

根据作用机制不同，可分为短效 α 受体阻断剂和长效 α 受体阻断剂。

（1）短效 α 受体阻断剂　与 α 受体结合力弱，易于解离，作用温和，维持时间短（1~1.5h）。由于其与激动剂之间有竞争性，又称竞争性 α 受体阻断剂。通过阻断血管平滑肌 α_1 受体和直接舒张血管平滑肌作用，使血管扩张，外周阻力降低，血压下降。

（2）长效 α 受体阻断剂　与 α 受体以共价键结合，具有受体阻断作用强、作用时间长等特点，又称非竞争性 α 受体阻断剂。药理作用与短效类相似。该药起效缓慢、作用强而持久，其扩张血管及降压作用与血管功能状态有关，当交感神经张力高、血容量低或直立体位时，其扩张血管及降压作用明显。

【临床常用 α 受体阻断剂】

多沙唑嗪常释片、多沙唑嗪控释片、哌唑嗪和特拉唑嗪等。

表 6-6　常用的 α 受体阻断剂的种类和剂量

药物名称	每天剂量（mg）	分服次数（次）
多沙唑嗪	1~8	1
多沙唑嗪控释片	4~8	1
哌唑嗪	1~8	2~3
特拉唑嗪	1~8	1~2

【适应证】

高血压伴前列腺增生患者、高血压伴高脂血症以及糖尿病患者、难治性高血压患者以及嗜铬细胞瘤术前准备或不能手术需内科药物治疗者。

【禁忌证】

（1）绝对禁忌证　直立性低血压患者。

（2）相对禁忌证　心力衰竭患者。

【注意事项】

（1）开始用药应在入睡前，以防直立性低血压。使用中注意测量坐立位血压。

（2）最好使用控释制剂。

【循证医学证据】

既往研究表明，α_1受体阻断剂在降压的同时，还对糖脂有改善作用。

Itskovitz 在对 16917 例高血压患者进行调查中发现，特拉唑嗪除了具有显著的降压作用外，还可降低总胆固醇（TC）5%、甘油三酯（TG）6.1%以及低密度脂蛋白胆固醇（LDL－C）7.6%。在 TC≥240mg/dl 的患者中，胆固醇降低甚至高达 9.2%。

Bur 等进行的一项开放、随机、前瞻性研究中，共纳入 54 例已接受钙拮抗剂或 ACEI 治疗后血压控制欠佳且合并高脂血症的患者，结果显示，经过 12 周的治疗，特拉唑嗪在降压的同时，还可使 TC、TG 明显降低，并使 HDL－C 明显升高。

Shionoiri 等进行的一项多中心前瞻性研究中，共纳入 53 例高血压患者，其中 34 例患者存在糖耐量受损（IGT），经过 6 个月的特拉唑嗪治疗后，IGT 组患者较治疗前糖化血红蛋白显著下降，糖耐量受损有所改善，并且 TC 和 TG 水平都显著降低；在 TC＞220mg/dl 的患者中，TC 和 LDL－C 下降更明显。

第二节　联合治疗方案选择

一、联合治疗的原则

起始即联合应用低剂量两种药物，如血压不能达标，可将其中药物的剂量增至足量，或添加低剂量第三种药物，如血压仍不能达标，将三种药物的剂量调至有效剂量。联合用药的目的是希望有药物协同治疗作用而相互抵消不良作用，固定的复方制剂虽不能调整个别药物的剂量，但使用方便，有利于提高治疗依从性。

二、联合治疗的优势

可以最大程度取得治疗高血压的效果，确保达到目标血压。单药增大剂量虽然可以实现此目的，但易出现不良反应，而联合治疗确可以弥补此不足，有其需要和价值。合并用药时每种药的剂量不大，药物间治疗作用应有协同或至少相加的作用，其不良反应可以相互抵消或至少不重叠或相加。合并使用的药物品种数不宜过多，以避免复杂的药物相互作用。合理的配方还要考虑到各药作用时间的一致性、配比成分的剂量比优选。因此，药物的配伍应有其药理学基础。

三、联合治疗方式

1. 自由联合形式

一次服用不同的药物以提高疗效，如 ARB＋利尿剂（氯沙坦 50mg＋氢氯噻嗪 12.5～25mg）其优势在可以根据血压情况随时调整药物的剂量，其缺点是依从性稍弱。

2. 单片固定复方的联合形式

一次服用具有不同组方的单片药物以提高疗效，如 ARB/CCB（缬沙坦 80mg/氨氯

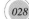

地平 5mg）其优势疗效提高，不良反应减少，依从性好。

四、联合治疗方案

1. 推荐的联合

（1）CCB 联合 ARB 或 ACEI。

（2）ARB 或 ACEI 联合氢氯噻嗪。

（3）CCB 联合 β 受体阻断剂。

（4）CCB 联合利尿剂。

2. 不推荐的联合

（1）ARB 联合 ACEI。

（2）ARB 或 ACEI 联合 β 受体阻断剂。

3. 不支持的联合

β 受体阻断剂联合利尿剂。

4. 固定配方

传统的国产固定复方是多种药物低剂量的联合，疗效确切，但不良反应需要评价。

五、单片固定复方类型

1. 国产单片固定复方

包括复方氨苯蝶啶/利血平片（降压 0 号）、复方利血平片和珍菊降压片等。

2. 新型固定复方

包括氯沙坦/氢氯噻嗪、厄贝沙坦/氢氯噻嗪、缬沙坦/氢氯噻嗪等，以及贝那普利/氢氯噻嗪、赖诺普利/氢氯噻嗪、培哚普利/吲达帕胺等。

3. 降压与非降压药物的固定复方

包括氨氯地平/阿托伐他汀、依那普利/叶酸等。

六、一些联合方案较适应的降压人群

1. 二氢吡啶钙离子拮抗剂（CCB）联合 ARB 的方案

（1）较适合于老年周身动脉硬化以及动脉粥样硬化的患者，鉴于 CCB 有明确的抗动脉硬化证据，但有些轻度下肢水肿不适，因此有明确动脉硬化（颈、股等动脉 IMT 增厚或有斑块）证据的老年人在单药控制不良时可以优先选择此方案。

（2）对糖尿病以及伴有轻度肾病高血压患者也是优先推荐的，因为 ARB 具有改善胰岛素抵抗、改善血糖的代谢、降低微量白蛋白尿的优点，CCB 对糖代谢无不利的影响，还有扩张肾动脉的效果。因此 CCB 联合 ARB 有利于此类患者治疗。

（3）高血压冠心病或心功能轻度不全患者可考虑使用，CCB 抗动脉硬化作用的同时可以改善心绞痛症状，ARB 或 ACEI 在改善心室重构方面具有优势，因此在血压控制不良的冠心病患者采用此方案有利于降压以及改善心绞痛症状。

2. ARB 联合利尿剂的方案

（1）较适用于摄盐量较高的高盐负荷患者，动脉硬化较轻高血压患者可优先选择 ARB/利尿剂的固定复方，这类人群常见于老年人。

（2）鉴于糖尿病患者有较高局部（肾脏）RAS 的激活，肾小球内高压力、高滤过是使用 ARB、ACEI 的绝对适应证。同时由于糖尿病的高糖状况使近端肾小管重吸收 Na 增多，因此使用低剂量利尿剂有利于改善肾内的高压现象，因此 ARB 联合小剂量利尿剂是这类患者的选择。

3. CCB 联合 β 受体阻断剂的方案

（1）适用高血压伴冠心病的患者，因为不论是 β 受体阻断剂还是 CCB 均是改善心绞痛症状的冠心病患者的主要药物，两者的联合非常适合于这类高血压冠心病患者的治疗。

（2）适用于使用 CCB 有效，但心率偏快的高血压患者，此时 CCB 联合 β 受体阻断剂治疗，即能联合降压，又有降低心率，改善由心率增快所带来的临床不适症状。

第七章　特殊人群治疗方案选择

第一节　高血压合并冠心病患者

【概述】

高血压是冠心病的独立危险因素，在冠心病的发生发展过程中起着极其重要的作用。研究表明：由于血压的持续升高，导致血管内皮功能受损，促使冠状动脉内膜损伤、血管壁增生肥厚、脂质沉积，引起动脉粥样硬化斑块形成，导致冠心病的发生，且血压水平越高，动脉硬化程度越重。如冠心病患者合并高血压，高血压对冠状动脉粥样硬化病变产生加速及恶化作用，加剧其发展，可发生心绞痛，重者可导致急性心肌梗死、心脏性猝死。因此，高血压合并冠心病的患者血压控制需更加严格。

【诊断】

符合冠心病（稳定型心绞痛，急性冠脉综合征，包括：不稳定型心绞痛、非 ST 段抬高或 ST 段抬高心肌梗死，隐匿型冠心病，缺血性心肌病型冠心病，猝死型冠心病）诊断标准并合并高血压的患者。

【治疗】

2010 年版《中国高血压防治指南》建议：稳定型心绞痛、不稳定型心绞痛、非 ST 段抬高和 ST 段抬高心肌梗死的高血压患者目标血压水平一般可为 <130/80mmHg，但治疗需遵循个体化原则。血压并非降得越低越好，冠状动脉血供依赖于舒张压，如患者冠状动脉病变严重或年龄大于 65 岁，舒张压尽量维持在 60mmHg 以上，治疗方案选择如下。

一、高血压伴稳定型心绞痛患者

1. β 受体阻断剂

降压药物宜首选 β 受体阻断剂，此类药物降压的同时也是治疗稳定型心绞痛的首选用药，可改善心绞痛症状及预后。

2. 长效钙拮抗剂（CCB）

常在应用 β 受体阻断剂存在禁忌，可选择。

3. β 受体阻断剂和二氢吡啶类 CCB 合用

两者合用可增加抗心绞痛的疗效，但与维拉帕米、地尔硫草（非二氢吡啶 CCB）合用，则有可能增加严重心动过缓或传导阻滞的危险性。

二、高血压伴不稳定型心绞痛或非 ST 段抬高心肌梗死患者

1. β 受体阻断剂及非二氢吡啶类 CCB（维拉帕米、地尔硫草）

均应在无禁忌证，且无低血压或心力衰竭状况下应用。

2. ACEI 或 ARB

对伴前壁心肌梗死、糖尿病、未控制的高血压或左室收缩功能障碍的患者应加用血管紧张素转换酶抑制（ACEI）或血管紧张素 Ⅱ 受体拮抗剂（ARB）。伴容量超负荷的患者，选择利尿剂。

三、高血压伴 ST 段抬高心肌梗死患者

β 受体阻断剂和 ACEI 适用于所有没有禁忌证的患者。CCB 一般不宜使用，除非患者有应用 β 受体阻断剂的禁忌证或伴有严重的梗死后心绞痛、室上性心动过速等且应用其他药物未能有效控制者，或者用于辅助性进一步降低血压的治疗。

四、相关危险因素的处理

采取戒烟、控制血糖、调脂以及控制体重等措施，其中调脂治疗更为关键。2007年版《中国成人血脂异常防治指南》建议：高血压合并稳定冠心病的患者，血脂达标值为总胆固醇（TC）＜4.1mmol/L，低密度脂蛋白 - 胆固醇（LDL - C）＜2.6mmol/L；对于高血压合并急性冠脉综合征的极高危患者，达标值更为严格，TC 应＜3.1mmol/L，LDL - C＜2.1mmol/L。

第二节　高血压合并糖尿病患者

【概述】

高血压与血糖异常均为最常见的心血管危险因素，且常同时并存，两者合并存在将使心血管疾病的死亡率增加 2~8 倍。在糖尿病患者中，高血压患病率为 20% ~40%，是非糖尿病的 1.5~2 倍。

糖尿病与高血压共同的发病因素是胰岛素抵抗。胰岛素抵抗的非糖尿病阶段有高胰岛素血症，过高胰岛素促进肾小管对钠的重吸收，引起钠潴留。高胰岛素也可刺激交感神经，使血管收缩，长时间高胰岛素血症会使血脂增高，促使动脉硬化。因此，高胰岛素血症对高血压的发生起重要作用。糖尿病与高血压有共同的发病因素，60% 的高血压患者同时伴有胰岛素抵抗或 2 型糖尿病，高血压是糖尿病病情进展的强预测因子。两种病的合并存在是加速心、脑、肾、血管严重疾病发生、发展的重要原因，因此防治糖尿病的同时必须控制高血压。

【诊断】

（1）符合糖尿病诊断标准：①空腹血糖≥7.0mmol/L；②餐后 2h 血糖≥11.1mmol/L；③两者任一或两者并存，糖化血红蛋白≥6.5%。

（2）符合高血压的诊断标准。

【降压治疗目标】

研究证实，糖尿病合并高血压患者的治疗，除降血糖外，还应积极控制血压。《中国高血压及糖尿病管理共识》指出，糖尿病患者血压控制在 130/80mmHg 以下最好。《美国糖尿病指南》（2013 年）指出，一般糖尿病患者血压＜140/80mmHg，2013 年 ESC/ESH 血压＜140/85mmHg，美国 JNC 指出高血压伴糖尿病患者目标血压＜140/90mmHg。

本诊疗常规提出一般高血压伴糖尿病患者基本的血压达标应当是血压＜140/90mmHg。年轻糖尿病患者及病程＜5年糖尿病病史的患者血压＜130/80mmHg。

【治疗原则】

高血压治疗的方式有药物治疗和非药物治疗两种。

1. 非药物治疗

非药物治疗是指对行为和生活方式的优化，为糖尿病合并高血压患者治疗的基础及血压升高早期的干预措施。当血压处于130～139/80～89mmHg水平，主张首先进行非药物治疗3个月，如无效则开始药物治疗。非药物治疗处方如下：

（1）控制体重　糖尿病患者多伴肥胖，常导致糖耐量下降、高脂血症和高血压。饮食控制和体力活动是达到和保持体重的必要条件。建议制定切实可行的方法，减少热量摄入，坚持适量的运动，降低体重，超重10%以上者至少减肥5kg。

（2）优化饮食结构　限制钠盐摄入量，适量限制脂肪及胆固醇，适当吃些鱼类及大豆制品，多食钾、镁、碘和锌含量高的食物。因为高钠饮食与高血压关系明确。建议每日摄入食盐＜6g。增加钾的补充，每日100mmol。钾摄入增加可促进钠排出体外，使血压下降。新鲜蔬菜、水果以及各种杂粮能增加食物纤维，有利于血压下降。

（3）适当运动　坚持规律的有氧体力活动和锻炼，如散步、练太极拳能改善血糖控制，防御内脏脂肪的蓄积，亦有利于控制体重。长期坚持运动疗法，能降低血压，延缓糖尿病的心血管并发症的发生。运动时的注意事项：①避免发生低血糖，可携带糖果备用；②运动时的足部保护：患糖尿病多年的病人，因微血管和神经病变，出现足部循环障碍和感觉降低，要避免发生足部皮肤破溃、感染。

（4）精神愉快　缓解心理压力，保持乐观心态。避免忧郁、烦恼、焦虑、过度疲劳等诱因加重高血压。

（5）戒烟、限酒　吸烟是心血管疾病的主要危险因子。糖尿病高血压患者应严格戒烟。过量饮酒可升高高血压，并使患者对高血压的治疗产生抵抗。建议糖尿病高血压患者，每日饮酒量男性小于20～30ml，女性小于10～20ml。

2. 药物治疗

（1）血管紧张素转换酶抑制剂（ACEI）和血管紧张素Ⅱ受体拮抗剂（ARB）ACEI常被选用糖尿病合并高血压的第一线降压药，尤其是有蛋白尿的患者。它对糖代谢和脂代谢无不良影响，可增加胰岛素敏感性，更适于有胰岛素抵抗、糖尿病、左心功能不全、心力衰竭、心肌梗死的患者，同时，ACEI、ARB减少尿蛋白，有利于防止肾病进展，但不可用于孕妇。ARB比ACEI的不良反应更少，有更好的治疗依从性。

（2）二氢吡啶类钙拮抗剂（CCB）也可作为糖尿病患者的第一线降压药，对代谢无不良影响。有研究表明其对肾脏有保护作用，尤其适用于有冠状动脉疾病、肾动脉狭窄、重度肾功能不全的患者及孕妇，是糖尿病高血压合并冠心病患者的首选药物。与ACE抑制剂不同，它们不仅降低肾小球毛细血管内压，而使入球小动脉扩张，增加肾小球滤过率，还能够抑制胰岛素释放，有利于改善胰岛素抵抗。

（3）噻嗪类利尿剂　噻嗪类利尿剂对糖尿病患者的高血压也有效，但有不良的代谢影响，如加重脂质异常、血糖和尿酸水平升高等。使用小剂量氢氯噻嗪能明显提高ACE抑制剂及β受体阻断剂的降压效果，特别是那些有水、钠潴留的患者，可使利尿剂的不良反应降到最低程度，并可使部分利尿剂的不良反应也得到纠正。如果有高尿酸血症或痛风的情况，应避免使用这类药物。

（4）β受体阻断剂　β受体阻断剂对糖尿病病人有不良的代谢影响，特别是非选择性β受体阻断剂可使组织产生胰岛素抵抗。糖尿病病人用药过量产生低血糖时，可掩盖低血糖症状，并延迟其恢复时间。长期使用β受体阻断剂可升高血脂水平。故该药在糖尿病高血压患者中的应用一直受限，但综合考虑其利弊，目前多数研究认为，对于心率较快、伴有冠心病或心绞痛（特别是心肌梗死后）的糖尿病高血压患者，仍鼓励应用β受体阻断剂，只是应选择高选择性的$β_1$受体阻断剂，因其对血脂影响很小或没有，并且不延迟胰岛素诱导低血糖症状的恢复，还可以提高心肌梗死病人的生存率。

（5）$α_1$受体拮抗剂　$α_1$受体拮抗剂有良好的代谢效应和心血管效应，能增强组织对胰岛素的敏感性，适用于合并高脂血症和糖耐量异常的高血压患者，还能逆转左室肥厚，改善胰岛素抵抗。使用$α_1$受体拮抗剂应警惕发生直立性低血压，特别是老年患者。

第三节　高血压合并心力衰竭患者

【概述】

高血压是引起心力衰竭（心衰）的主要病因之一，其发病机制主要是心肌重构，长期和持续的高血压导致病理性心肌细胞肥厚和心肌损伤，同时伴有肾素－血管紧张素－醛固酮系统（RAAS）和交感神经系统的过度兴奋，一系列神经内分泌因子的激活，产生心肌重构，而心肌重构又使RAAS和交感神经系统兴奋性进一步增加，加重心肌重构，形成恶性循环，最终发生心衰。

【诊断】

心力衰竭目前尚无统一的诊断标准，临床上一般依据病史、病因、临床表现和实验室检查做出诊断。心力衰竭的症状是重要的诊断依据。在评价心功能和诊断心力衰竭的同时应就其有无明显心力衰竭、类型、级别、严重程度、风险及预后、相关并发症等做出评价以指导临床治疗。高血压首先损害心肌舒张功能，舒张功能减退先于收缩功能减退。舒张性心力衰竭可与收缩性心力衰竭同时出现，也可单独存在。高血压所致心力衰竭可表现为慢性心力衰竭，也可表现为伴有血压急骤升高的急性心力衰竭。

【治疗】

降压治疗可降低高血压患者心力衰竭的发生率，也可减少心血管事件风险，降低病死率和改善预后。常用药物包括阻断RAAS药物，如ACEI或ARB、醛固酮受体阻断剂，交感神经系统阻滞剂，如β受体阻断剂、利尿剂以及血管扩张剂等。根据心力衰竭的类型及患者个体情况合理化选择药物治疗，通常选用2~3种以上的药物联合治疗（表7－1）。

1. 慢性心力衰竭

高血压合并慢性心力衰竭患者的治疗以改善心肌重构为主，一般应用ACEI、ARB和β受体阻断剂，以阻断RAAS系统和交感神经活性。已有心力衰竭或左心射血分数降低的患者应联合利尿剂。首先应用利尿剂消除水肿，使患者"干重"状态后应用β受体阻断剂联合 ACEI 或 ARB 药物治疗，从最小剂量开始，并逐渐增加剂量至最大耐受量，其用量常大于治疗高血压常用的剂量。

表 7 – 1 常用药物剂量及目标剂量

药物名称	起始剂量	目标剂量
呋塞米	20mg, qd	根据体重及尿量逐步增加剂量
螺内酯	10mg, qd	20mg, qd
卡托普利	6.25mg, tid 或 q8h	50mg, tid 或 q8h
依那普利	2.5mg, bid	10 ~ 20mg, bid
福辛普利	5 ~ 10mg, qd	40mg, qd
氯沙坦	25 ~ 50mg, qd	50 ~ 100mg, qd（最大剂量）
缬沙坦	20 ~ 40mg, bid	160mg, bid（最大剂量）
酒石酸美托洛尔	6.25mg, bid	150mg, qd
比索洛尔	1.25mg, qd	10mg, qd

2. 急性心力衰竭

因高血压造成急性左心衰竭者应尽快降压，减轻心脏后负荷，包括减少容量负荷。首选药物为利尿剂，静脉给予呋塞米或托拉塞米 20 ~ 40mg，同时静脉应用血管活性药物，如乌拉地尔、硝普钠和硝酸甘油等。硝酸甘油静脉滴注起始剂量为 5 ~ 10μg/min，每 5 ~ 10min 递增 5 ~ 10μg/min，最大剂量 100 ~ 200μg/min；硝普钠从 10μg/min 开始逐渐加大剂量至 50 ~ 250μg/min。乌拉地尔通常静脉滴注，剂量为 100 ~ 400μg/min，根据血压和临床状况逐渐调整剂量，并给予镇静、吸氧或机械通气等治疗。

第四节 高血压合并脑卒中患者

【概述】

脑血管病是我国人口致残的主要原因，也是我国目前导致死亡的头号杀手。目前中国的脑血管病死亡人数几乎相当于全部发达国家的脑血管病的死亡人口总数，这其中既包括了高血压脑出血，又包括了脑梗死患者。众所周知，无论是脑出血还是脑梗死，其发病和预后都与高血压密切相关，高血压是脑出血和脑梗死的最重要的危险因素之一。有 70% 以上的脑血管病患者是由于高血压造成的，因此，对高血压患者给予科学管理对预防脑血管病有着非常重要的现实意义。

血压能否调控在一个合理的水平，在较大程度上影响了脑卒中患者的转归和预后。对于脑卒中和高血压的关系，大的多中心临床试验（HOPE、LIFE、SCOPE、ANBP2）提示不管基础血压的水平如何，血压降低可使脑卒中发生率降低。然而，过度的降压可因脑血流灌注不足而导致卒中的恶化，因此，适宜的血压调控尤为重要。

【诊断】

（1）CT 等影像学检查支持存在缺血性卒中或出血性卒中。

（2）有临床的神经学定位体征。

（3）既往有明确的高血压诊断。

【治疗】

1. 血压控制的方法

脑卒中降压存在特殊性。脑循环的特点奠定了在某种情况下降压治疗的特殊性。理想降压需要个体化，首先，需分清患者血压增高是持续性还是暂时性的改变；其次，要了解患者是否有高血压病。

短暂性血压增高无须采取干预血压的措施，主要是对症处理。若血压在 180/95mmHg 以下，可暂时不必干预。超过指南规定的范围，尤其是原有高血压病的患者，则需采用抗高血压药治疗，最好在严密监测血压下实施，并参考下列几方面进行。

（1）开始用药时间　由于反应性血压增高常在脑卒中 1 周后恢复正常，故多主张在脑卒中 1 周后才考虑加用抗高血压药物，除非患者血压急骤升高而对症处理无效。

（2）降压宜缓慢进行　急速大幅度的降压往往产生脑缺血损害的后果。

（3）降压要个体化　每个高血压患者的基础血压水平不尽相同，加上合并症亦有不同，需依据具体情况选用药物和控制降压程度。

（4）维持降压效果的平稳　使血压在 24h 内维持稳定，尽量避免血压波动，对于缓解脑卒中症状及防止脑卒中复发均有意义。

（5）注意靶器官的保护　治疗中，靶器官的保护尤其重要，重点是心、脑、肾等器官。

2. 缺血性脑卒中患者的血压管理

研究发现，在缺血性脑卒中发病后的 24～48h 内，75%～80% 的患者血压升高，低于 5% 的患者出现收缩压 <120mmHg。缺血性脑卒中患者，脑的自动调节功能障碍，脑的灌注压被动地随系统血压变化，因此，降压太积极可以导致脑血流减少、梗死面积扩大及神经功能恶化。

缺血或出血性脑卒中发生后血压升高，除非有其他内科疾患（心肌梗死、心力衰竭、主动脉夹层），一般不需要紧急治疗。缺血性脑卒中需立即治疗的适应证是收缩压 >220mmHg、舒张压 >120mmHg 或 MAP >130mmHg。具体降压方法如下：若收缩压 <220mmHg、舒张压 <120mmHg，首先观察除非其他终末器官受累，即主动脉夹层、急性心肌梗死、肺水肿、高血压脑病；治疗脑卒中其他症状，如头痛、疼痛、躁动、恶心、呕吐；治疗其他急性并发症，如低氧、高颅内压、癫痫和低血糖。若收缩压 >220mmHg、舒张压 >120mmHg，给予药物降压治疗，拉贝洛尔 10～20mg，静脉注射，>1～2min。每 10min 可重复或加倍（最大剂量 300mg）；或尼卡地平静脉注射，开始 5mg/h，以后每 5min 增加 2.5mg/h，直至理想状态，最大剂量为 15mg/h，但降压幅度不超过 10%～15%。如果舒张压 >140mmHg，可给予硝普钠 0.5μg/（kg·min）静脉滴射，但需连续监测血压，血压降低不超过 10%～15%。

需溶栓治疗者，应将血压严格控制在收缩压 <185mmHg、舒张压 <110mmHg。溶栓治疗前若收缩压 >185mmHg 或舒张压 >110mmHg，可给予拉贝洛尔 10～20mg，静脉注射，>1～2min。可重复一次或硝酸甘油膏 1～2 英寸。如果血压降不到理想水平，不能使用 rt-PA；溶栓过程中和溶栓后严格监测血压，前 2h 每 15min 测 1 次血压，随后 6h 每 30min 测 1 次血压，再后 16h 每小时测 1 次血压。如果舒张压 >140mmHg，可给予硝普钠 0.5μg/（kg·min），直至理想水平；若收缩压 >220mmHg、舒张压 >120mmHg，给予药物降压治疗，拉贝洛尔 10～20mg，静脉注射，>1～2min。每 10min 可重复或加倍（最大剂量为 300mg）；或尼卡地平静脉注射，开始 5mg/h，以后每 5min 增加 2.5mg/h，直至理想状态，最大剂量为 15mg/h，降压幅度不超过 10%～15%；如收缩压 180～230mmHg 或舒张压 105～120mmHg，给予拉贝洛尔 10～20mg，静脉注射，>1～2min。每 10min 可重复或加倍（最大剂量 300mg）。如果血压不能控制，考虑用硝普钠。

需要特别指出的是，对于特殊类型的脑梗死，如分水岭脑梗死和多发颅内外血管狭窄的患者，特别注意应慎重降压治疗，血压降得过快、过低，会导致脑组织的灌注不足，有可能会加重原有病情，甚至诱发新的梗死。

3. 出血性脑卒中患者的血压管理

脑出血急性期常伴有血压升高。研究表明当平均动脉压（平均动脉压 = 舒张压 + 1/3 脉压差）大于 140mmHg 或降颅内压后收缩压仍大于 180mmHg，舒张压大于 120mmHg 时，死亡率明显升高。在高血压脑出血的急性期，随着血压的升高，脑出血后血肿扩大的比例也逐渐增高。这是因为持续严重升高的血压可造成出血时间延长及再出血，导致血肿扩大加重病情。因此，对脑出血后血压急剧增高者，适当地降低血压对防止血肿扩大及病情进展至关重要。

然而对于脑出血急性期血压升高的处理，目前尚无统一的标准。研究表明，脑出血发病后存在着血压先升高后下降的变化规律，这一动态的变化过程是一种自动调节的保护性病理生理过程，升高的血压无须特殊治疗，随病情平稳血压会自动下降，因此对于大多数患者，脑出血发病后经降颅内压处理后血压可有一定程度地下降，对于这类患者，一般不需要降压治疗。对于经过降颅内压处理后，血压仍然居高不下或持续升高，特别是当收缩压 >180mmHg 和（或）舒张压 >120mmHg 时，应进行降压治疗，以防止病情恶化，但血压不应降得过快、过猛，一般以低于用药前血压的 80% 为宜。

对有高血压病史的病人，血压水平应控制平均动脉在 130mmHg 以下（Ⅴ级证据，C级推荐）。刚进行手术后的病人应避免平均动脉压大于 110mmHg。如果收缩压 180mmHg，舒张压 105mmHg，暂不降压。如果收缩压低于 90mmHg，应给予升压药。如果病人出现以下情况应积极降血压：高血压脑病、主动脉夹层、急性肾衰、急性肺水肿和急性心肌梗死。

目前，公认脑出血后血压维持在（161～200)/(91～110）mmHg 能明显改善脑出血患者的神经功能的缺损。

用药方法：首选口服药；延续或重新给予抗血压药；开始的 24h 降压幅度控制在 15%；如果静脉给药，最好选用短效药。

4. 行为干预

除了配合药物降压外，还需要适当改变不科学的生活方式，如摄入低盐、低脂饮食，避免工作压力过大，避免过劳，稳定情绪，注意适当休息，戒烟戒酒，并坚持规律地体育锻炼等。当由于各种原因造成腹泻、呕吐、大汗、进食少导致脱水时，要特别注意血压的监测，以免在低血压的情况下仍然服用降压药物，造成不必要的脑血管病事件的发生。

第五节　高血压合并肾脏疾病患者

【概述】

高血压常合并肾脏病变。高血压通过损伤肾小球基底膜引起不同程度蛋白尿，对肾小球动脉的损伤引起平滑肌增生和肾小动脉玻璃样变，进而出现肾小球硬化、肾小管萎缩和肾间质纤维化，表现为进行性的肾小球滤过率下降和慢性肾脏疾病。此外，各种病因如肾小球肾炎引起的肾脏疾病，通过激活肾素－血管紧张素－醛固酮系统（RAS）、交感神经系统以及引起水钠潴留，从而导致血压升高，即肾性高血压。当高血压与肾脏病变合并存在时，两者互为因果、互相促进，导致肾脏病变的不断进展，以及心、脑、血管等重要靶器官的损伤。

【诊断】

高血压合并肾脏疾病定义为：高血压合并肾脏结构（包括病理异常和影像学检查异常）和功能异常（包括血和尿成分异常）和（或）肾小球滤过率 $<60ml/(min \cdot 1.73m^2)$，并持续 ≥3 个月。高血压合并微量蛋白尿是高血压合并肾脏损害的早期表现。微量蛋白尿的诊断标准：尿蛋白 30～300mg/24h 或尿蛋白/肌酐比值≥30mg/g。血肌酐升高的诊断标准：男性≥115μmol/L、女性≥107μmol/L。

【治疗】

高血压合并肾脏疾病患者其心血管事件的发生率和病死率均较单纯高血压患者明显增高，尿蛋白排泄量增加、肾小球滤过率（GFR）降低的程度与心血管事件均显著相关。在积极控制血压的同时早期干预蛋白尿，不仅可以延缓肾脏病变的进展，预防和治疗其他重要脏器的损伤，还可以显著改善长期心血管预后。

（1）对大多数高血压合并肾脏疾病的患者，降压目标为＜140/90mmHg；对终末期肾病患者或进行肾脏透析的患者，降压目标为＜140/90mmHg。

（2）改善生活方式对控制此类患者的血压至关重要。对血压控制不良的终末期肾病和肾脏透析的患者尤其应强调低盐饮食，应将饮食中的摄盐量控制在每天 4g（相当于1.5g钠）以下。

（3）大多数患者需要联合≥2 种不同种类的药物才能使血压达标。

①对于蛋白尿阳性的患者，联合降压方案中应包括一种 RAS 阻断剂（ACEI 或 ARB）。应根据患者的血压、肌酐和血钾水平滴定药物剂量，以获得最大限度地降低尿蛋白的作用。即使对于肌酐明显升高（≥2mg/dl）的患者，ACEI/ARB 起始剂量应小，缓慢增量。由于治疗存在一定风险，建议在肾脏专科医生指导下给药。对终末期肾病未进行肾脏透析的患者，不建议采用 ACEI/ARB 治疗。

②大多数高血压合并肾脏疾病的降压方案中，应包括一种利尿剂，尤其在盐敏感和肾功能减退的患者。在肌酐水平正常或轻度升高的患者，推荐氢氯噻嗪 12.5～25mg/d；对肌酐≥3mg/dl 或 eGFR≤30ml/min 的患者，应采用呋塞米 10～20mg，q12h 治疗。

③长效钙拮抗剂在联合治疗方案中常不可或缺。由于其卓越的安全性，必要时可以大剂量给药。在常用五大类降压药物控制血压不佳的情况下，可以加用 α 受体阻断剂。

第六节 老年高血压患者

【概述】

我国已步入老龄社会，60 岁及以上人口占 13.26%，≥60 岁人群高血压的患病率为 49%，显著高于中青年人群。与中青年高血压患者比较，老年高血压患者发生心脑血管事件的危险显著升高。老年高血压的发病机制、临床表现及预后等方面均具有一定特殊性，成为高血压的一种特殊类型。因此，应重视老年高血压患者的特殊性，并根据老年高血压患者的个体特点进行治疗。

【诊断】

1. 老年高血压的定义

1982 年我国采用 ≥60 岁作为老年期年龄切点，此标准一直沿用至今。根据 1999 年 WHO/ISH 高血压防治指南，年龄 ≥60 岁、血压持续或 3 次以上非同日坐位收缩压 ≥140mmHg 和（或）舒张压 ≥90mmHg，可定义为老年高血压。若收缩压 ≥140mmHg，舒张压 <90mmHg，则定义为老年单纯收缩期高血压。

2. 老年高血压的临床特点

（1）收缩压增高为主。

（2）脉压增大。

（3）血压波动大。

（4）容易发生直立性低血压。

（5）常见血压昼夜节律异常。

（6）常与多种疾病并存，并发症多。

（7）诊室高血压多见。

【治疗】

治疗老年高血压的主要目标是保护靶器官，最大限度地降低心血管事件和死亡的风险。基于现有临床证据以及我国高血压指南的建议，把收缩压 <150/90mmHg 作为老年高血压患者的血压控制目标值，若患者能够耐受可将血压进一步降低至 140/90mmHg 以下。老年患者血压的最佳目标值有待于更多临床研究确定。

1. 老年高血压患者的非药物治疗

非药物疗法是降压治疗的基本措施。

（1）减少钠盐的摄入。

（2）调整膳食结构。

（3）控制总热量摄入并减少膳食脂肪及饱和脂肪酸摄入。

（4）戒烟，避免吸二手烟。

（5）限制饮酒。

（6）适当减轻体重。

（7）规律适度的运动。

（8）减轻精神压力，心理平衡，生活规律。

2. 老年高血压的药物治疗

（1）首选 CCB，从低剂量开始使用，如能够耐受，逐渐增加常规剂量。

（2）在血压未达标时可采用联合治疗方案。CCB 联合 ARB 或 ACEI，CCB 联合利尿剂是常见的联合方案。

（3）临床常用的 5 类降压药物钙拮抗剂、利尿剂、血管紧张素转换酶抑制剂、血管紧张素受体阻断剂及 β 受体阻断剂均可用于老年高血压的治疗。老年人使用利尿剂和长效钙拮抗剂降压疗效好、副作用较少，推荐用于无明显并发症的老年高血压患者的初始治疗。若患者已存在靶器官损害，或并存其他疾病和（或）心血管危险因素，则应根据具体情况选择降压药物。多数老年高血压患者需要联合应用两种以上降压药物才能达到降压目标，联合应用降压药物时需从小剂量开始，逐渐增加药物种类及剂量。

第七节　儿童及青少年高血压患者

【概述】

目前儿童及青少年高血压发病率呈上升趋势，鉴于高血压儿童发展为成人高血压的比例显著高于正常血压儿童，同时可导致左室肥厚等靶器官损害，因此对于儿童及青少年高血压的合理诊断及治疗具有重要意义。

【诊断】

1. 病因病史

包括：高血压病程、家族史、既往史、可能影响血压药物的服用史等。

2. 临床表现

（1）症状及体征　常无明显症状；查体应注意体重、腹围测量；血压明显升高者应注意继发性高血压相关疾病临床表现的检查。

（2）血压测量　不同年龄的儿童及肥胖儿童应选用合适的袖带测量；建议采用听诊方法测量血压；测量时应注意环境因素及患儿情绪对测量结果的影响。

3. 儿童及青少年正常血压范围及高血压诊断标准

（1）正常血压　应小于同年龄、性别及身高的儿童青少年血压的第 90 百分位（表 7-2、表 7-3）。

（2）高血压诊断标准　3 次及以上不同时间测量血压≥第 95 百分位。

（3）高血压分级

①高血压 1 级：血压水平在 95～99 百分位 +5mmHg；

②高血压 2 级：血压≥99 百分位 + 5mmHg。

4. 实验室检查

（1）常规检查　血常规、尿常规、血电解质、血糖、血脂、微量白蛋白尿等。

（2）疑似继发性高血压患者　24h 尿蛋白定量；血肾素、血管紧张素、醛固酮测定；血尿儿茶酚胺测定；血尿皮质醇等。

5. 辅助检查

（1）常规检查　心电图、超声心动图、动态血压监测、颈动脉超声等。

表 7 - 2　中国男童血压评价标准（mmHg）

年龄（岁）	SBP			DBP - K4			DBP - K5		
	P_{90}	P_{95}	P_{99}	P_{90}	P_{95}	P_{99}	P_{90}	P_{95}	P_{99}
3	102	105	112	66	69	73	66	69	73
4	103	107	114	67	70	74	67	70	74
5	106	110	117	69	72	77	68	71	77
6	108	112	120	71	74	80	69	73	78
7	111	115	123	73	77	83	71	74	80
8	113	117	125	75	78	85	72	76	82
9	114	119	127	76	79	86	74	77	83
10	115	120	129	76	80	87	74	78	84
11	117	122	131	77	81	88	75	78	84
12	119	124	133	78	81	88	75	78	84
13	120	125	135	78	82	89	75	79	84
14	122	127	138	79	83	90	76	79	84
15	124	129	140	90	84	90	76	79	85
16	125	130	141	81	85	91	76	79	85
17	127	132	142	82	85	91	77	80	86

注：K4 为 DBP 读数取柯氏音第Ⅳ时相（柯氏音减弱），K5 为 DBP 读数取柯氏音第Ⅴ时相（柯氏音消失）。

表 7 - 3　中国女童血压评价标准（mmHg）

年龄（岁）	SBP			DBP - K4			DBP - K5		
	P_{90}	P_{95}	P_{99}	P_{90}	P_{95}	P_{99}	P_{90}	P_{95}	P_{99}
3	101	104	110	66	68	72	66	68	72
4	102	105	112	67	69	73	67	69	73
5	104	107	114	68	71	76	68	71	76
6	106	110	117	70	73	78	69	72	78
7	108	112	120	72	75	81	70	73	79
8	111	115	123	74	77	83	71	74	81
9	112	117	125	75	78	85	72	76	82
10	114	118	127	76	80	86	73	77	83
11	116	121	130	77	80	87	74	77	83
12	117	122	132	78	81	88	75	78	84
13	118	123	132	78	81	88	75	78	84
14	118	123	132	78	82	88	75	78	84
15	118	123	132	78	82	88	75	78	84

（2）疑似继发性高血压或特殊病例应进行相关检查，如肾脏超声或肾脏穿刺病理活检，肾动脉或肾上腺影像学检查，睡眠呼吸监测，头颅 CT 或 MRI；动脉造影等。

【治疗】

1. 调整生活方式

调整生活方式是基础治疗。

2. 药物治疗

（1）药物治疗适应证　症状性高血压、继发性高血压、合并靶器官损害或糖尿病、非药物治疗 6 个月无效者。

（2）目标血压　无合并症者应降至同年龄、性别及身高的儿童青少年血压的第 95 百分位以下；有合并症或继发性高血压应降至第 90 百分位以下。

（3）用药原则　起始单药治疗，小剂量开始。

（4）首选药物　钙拮抗剂（CCB）、血管紧张素转换酶抑制剂（ACEI）、血管紧张素受体拮抗剂（ARB），但其中多数药物无儿童患者应用的资料。临床推荐剂量的常用药物及用量如下。

①氯沙坦：20kg≤体重＜50kg 患儿，推荐剂量为 25mg，每日 1 次；最大剂量 50mg，每日 1 次。体重＞50kg，起始剂量 50mg，每日 1 次；最大剂量 100mg，每日 1 次。

②氨氯地平：6～17 岁儿童高血压推荐剂量 2.5～5mg，每日 1 次。

（5）二线用药　利尿剂可作为二线用药，主要针对水钠潴留、肾性高血压患者等。

第八节　妊娠期高血压疾病患者

【概述】

妊娠期高血压疾病（hypertension disorders in pregnancy）是指妊娠妇女出现的血压异常增高，包括孕前高血压患者以及妊娠期出现的高血压、子痫前期以及子痫等。由于病理生理机制与临床特点不同，其防治原则与非妊娠期慢性高血压亦显著不同，既要适度控制血压，预防或延缓由血压升高所致的靶器官损害的发生，还需充分顾及孕、产妇与胎儿的安全。

【诊断】

妊娠期高血压疾病分为以下 4 类：

1. 慢性高血压

妊娠前或孕龄 20 周前出现收缩压≥140mmHg 和（或）舒张压≥90mmHg，或产后 12 周后血压仍不能恢复正常。其中收缩压 140～179mmHg 和（或）舒张压 90～109mmHg 为轻度高血压；收缩压≥180mmHg 和（或）舒张压≥110mmHg 特别是并发靶器官损害时称为重度高血压。

2. 妊娠期高血压

妊娠 20 周后首次出现的高血压。两次测量收缩压≥140mmHg 和（或）舒张压≥90mmHg，且至少相隔 6h。患者尿蛋白阴性，产后 12 周内血压逐渐恢复正常。该病可能会进展为子痫前期。部分妊娠期高血压患者在分娩后 12 周血压仍不能恢复正常者应诊断为慢性高血压。

3. 子痫前期/子痫

子痫前期是指妊娠 20 周后首次出现高血压和蛋白尿，常伴有水肿与高尿酸血症。

子痫前期又分为轻度和重度，轻度是指收缩压≥140mmHg和（或）舒张压≥90mmHg，尿蛋白≥300mg/24h和（或）定性试验（＋）。重度子痫前期是指收缩压≥160mmHg和（或）舒张压≥110mmHg，24h尿蛋白含量≥2.0g和（或）定性试验（＋＋）以上，血肌酐＞1.2mg/dl或较前升高，血小板＜100×10⁹/L或出现微血管溶血性贫血，乳酸脱氢酶或肝酶升高，伴头痛或其他脑部或视觉症状，持续性上腹不适。

子痫前期患者出现抽搐即可诊断为子痫。

4. 慢性高血压并发子痫前期/子痫　妊娠前或孕龄20周前出现收缩压≥140mmHg和（或）舒张压≥90mmHg，并在妊娠过程中发生子痫前期或子痫。

【治疗】

1. 非药物治疗

加强血压监测和限制体力活动，重症患者可能需要卧床休息。应该适度限盐，体重增长应保持在孕期推荐的合理范围。

2. 药物治疗

（1）β受体阻断剂　拉贝洛尔是兼有α受体及β受体阻断作用的药物，降压作用显著且副作用较少，故可优先考虑选用。美托洛尔缓释剂对胎儿影响很小，也可考虑选用。

（2）钙离子拮抗剂　硝苯地平在妊娠高血压的临床应用非常广泛，研究显示妊娠早、中期服用硝苯地平不会对胎儿产生不良影响，故也可首选用于妊娠早、中期的高血压患者。氨氯地平、非洛地平、地尔硫草、维拉帕米等目前尚无相关药物导致胎儿畸形的报道，但其对胎儿的安全性仍有待论证。值得注意的是，孕妇服用钙拮抗剂可能会影响子宫收缩，在临产前应慎用。

（3）利尿剂　妊娠前已服用噻嗪类利尿剂治疗的孕妇可继续应用，如并发子痫前期则应停止服用。

（4）RAS阻断剂　妊娠期全程禁忌应用此类药物。

（5）静脉或肌内注射药物的选择　拉贝洛尔、尼卡地平、乌拉地尔的注射剂型可用于静脉注射或肌内注射。尼卡地平降压作用显著，静脉应用时应从小剂量开始，避免引起低血压反应。硝普钠可增加胎儿氰化物中毒风险，除非其他药物疗效不佳时才建议使用。

第九节　围手术期高血压患者

【概述】

围手术期高血压是指外科手术住院期间（包括手术前、手术中和手术后，一般3～4天）伴发的急性血压增高（收缩压、舒张压或平均动脉压超过基线20%以上）。

【诊断】

（1）排除由于紧张、焦虑及疼痛等引起的"生理性"的高血压。既往有高血压病史特别是舒张压超过110mmHg者易发生围手术期血压波动。

（2）手术后血压升高持续时间长　手术后高血压常开始于术后10～20min，可能持续4h，如果不及时治疗，患者易发生出血、脑血管意外和心肌梗死。

（3）在围手术期的过程中出现短时间血压增高，并超过 180/110mmHg 时称为围手术期高血压危象，其发生率为 4% ~ 35%。

（4）某些手术易发生高血压　颈动脉、腹主动脉、外周血管、腹腔和胸腔手术。严重高血压易发生在以下手术过程中：心脏的、大血管的（颈动脉内膜剥脱术、主动脉手术）、神经系统的和头颈部的手术，此外，还有肾脏移植以及大的创伤等（烧伤或头部创伤）。

【治疗】

1. 降压治疗的目标

治疗目的是保护靶器官功能。降压目标取决于手术前患者血压情况，一般应降至基线的 10%；易出血或严重心力衰竭患者可以将血压降更低。需严密监测患者对治疗的反应并及时调整降压药物剂量。轻、中度原发性高血压且不伴代谢紊乱或心血管系统异常时，不需延期手术。3 级高血压（≥180/110mmHg）应权衡延期手术的利弊再做决定。如在围手术期出现高血压急症，通常需要给予静脉降压药物，即刻目标是在 30 ~ 60min 内使舒张压降至 110mmHg 左右，或降低 10% ~ 15%，但不超过 25%。如果患者可以耐受，应在随后的 2 ~ 6h 将血压降低至 160/100mmHg。主动脉夹层瘤患者降压速度应更快，在 24 ~ 48h 内将血压逐渐降至基线水平。应选用那些起效迅速，作用时间短的药物如拉贝洛尔、艾司洛尔、尼卡地平、硝酸甘油、硝普钠和非诺多泮。

2. 围手术期高血压的防治

高血压患者在手术前应继续降压治疗，术前数日宜换用长效降压药物并在手术当天早晨继续服药。有证据表明，术前 β 受体阻断剂的应用可以有效减少血压波动、心肌缺血以及术后房颤发生，还可降低非心脏手术的死亡率。反之，停用 β 受体阻断剂和可乐定可以引起血压和心率的反跳。不能口服的患者可以使用静脉或舌下含服的 β 受体阻断剂，也可以使用可乐定皮肤贴剂。术中血压骤升应积极寻找并处理各种可能的原因，如疼痛、血容量过多、低氧血症、高碳酸血症和体温过低等。

第十节　高血压合并代谢综合征患者

【概述】

代谢综合征（MS）主要包括中心性肥胖、血脂代谢异常、血糖升高和（或）胰岛素抵抗及高血压。其中，高血压的发生原因复杂，代谢综合征中的其他组分包括中心性肥胖、血脂代谢异常、胰岛素抵抗等最终都能引起高血压并影响其发展过程，其中，中心性肥胖的影响最为关键，它与代谢综合征其他每个组分以及胰岛素抵抗都独立相关，其他组分的作用都是在肥胖的基础上发生的。胰岛素抵抗是代谢综合征发病的中心环节，中心性肥胖是胰岛素抵抗的重要危险因素，肥胖是引起代谢综合征的必要条件。

高血压合并 MS 患者心血管事件的发生率是未合并 MS 患者的 2 倍，MS 扩大了与血压有关的心血管病危险，高血压合并 MS，这意味着高血压患者同时合并有血脂异常、胰岛素抵抗、超重或肥胖等，这些因素的叠加会大大增加心脑血管事件的发生率。

【诊断】

（1）符合代谢综合征的诊断。

具备以下 5 项中的 3 项或以上：

①超重和（或）肥胖　BMI≥25.0 kg/m^2；

②高血糖　FPG≥6.1mmol/L（110mg/dl）和（或）2hPG≥7.8mmol/L（140mg/dl），和（或）已确诊糖尿病并治疗者；

③高血压　收缩压≥140mmHg 和（或）舒张压≥90mmHg，和（或）已确诊高血压并治疗者；

④空腹血 TG≥1.7mmol/L（110mg/dl）；

⑤空腹血 HDL－C<0.9mmol/L（35mg/dl）（男），<1.0mmol/L（39mg/dl）（女）。

（2）在 3 项以上标准中，必须涵盖高血压的基本条件。

【治疗】

1. 治疗目标

MS 的血压目标值在没有靶器官损害时应为<130/85mmHg，有靶器官损害（2 型糖尿病、心肌肥厚等）时应 ≤130～/80mmHg。

2. 治疗原则

鉴于 MS 各组分都可能在高血压的发生、发展过程中发挥重要作用，其中尤以肥胖对高血压的影响最为关键，因此对高血压的治疗不应仅停留在降压上，而是应该强调以减轻体重同时改善胰岛素抵抗为基础的全面防控心血管危险因素的综合防治，即联合降糖、降压、降脂、抗凝和降低血液黏稠度等的 MS 综合治疗，包括生活方式干预和药物治疗。

（1）生活方式干预　生活方式干预等非药物治疗方法仍是目前代谢综合征治疗的主要和基本的手段，是代谢综合征高血压治疗的基础。2005 年国际糖尿病联盟新定义肯定了腹型肥胖在 MS 中的核心地位，毫无疑问降低体重就是生活方式干预的重要目标，体重减轻会降低腹型肥胖者发生 MS 的风险，即使是轻度的体重减轻（在原始体重的基础上减轻 5%～10%），MS 的各种代谢异常也会得到明显改善。减轻体重的同时要注意监测内脏脂肪含量变化，体重最好在 6～12 个月内下降 7%～10%。要限制饮食中总热量摄入，以谷物及纤维素食品为主，以不饱和脂肪酸代替饱和脂肪酸或反式脂肪酸，少饮酒，减少食盐摄取量，戒烟，运动量至少为每天 30min，每周进行 5 次以上中等强度的有氧运动，最终要达到减重、增加胰岛素敏感性、减轻高胰岛素血症、改善机体的脂代谢和高凝状态的目标，减少不良疾病事件发生和死亡的危险性。

（2）药物治疗　目前尚无有关仅用降压药物能够改善代谢性高血压所存在的所有代谢问题，因此，只能采取分别治疗各个组分的方法。

①高血压用药：ACEI 和 ARB 能增加胰岛素敏感性，改善胰岛素抵抗，并且这两类药对脂代谢呈中性反应，既无降低血胆固醇和甘油三酯的作用，亦无增加作用。因此，在伴有代谢紊乱的高血压患者应选用 ACEI 和 ARB，而且这两类药对亚临床靶器官（心、脑、肾、血管等）损害具有一定的保护作用。

钙拮抗剂（CCB）具有较好的降压作用，同时对脂类代谢不仅无不利影响而且还可升高高密度脂蛋白胆固醇甚至可降低总胆固醇水平，有利于脂代谢。长效钙拮抗剂可明显改善病人的胰岛素敏感性，对于控制血糖代谢具有一定的促进作用。另外，钙拮抗剂还有一定的抑制血小板聚集的作用。

噻嗪类利尿剂及 β 受体阻断剂在降低血压的同时可进一步降低代谢对胰岛素的反应性，即降低胰岛素介导的葡萄糖利用，并引起血脂的增高，而应用吲哒帕胺可避免对血糖、血脂的明显影响，这类药物可作为合并用药的选择。

血压达标通常需要 2 个或 2 个以上的药物联合治疗，联合治疗的方案中应包括 ACEI 或 ARB。首选 RAS 阻断剂，必要时加 CCB 或小剂量利尿剂。

②调节血糖用药：二甲双胍可以提高外周组织对葡萄糖的摄取利用，抑制糖异生和糖原分解，降低肝糖输出，改善胰岛素敏感性，减轻胰岛素抵抗，同时也有减低 LDL－C/TG、升高 HDL－C 的作用。对伴 MS 的高血压患者加服二甲双胍可降低新发生糖尿病的危险性，二甲双胍还可改善由于服 β 受体阻断剂及钙拮抗剂联合降压导致的糖脂代谢异常，并能减轻体重。另一类降糖药物 α－糖苷酶抑制剂阿卡波糖，在代谢综合征中均可考虑采用。

噻唑烷二酮类（TZDs）能改善胰岛素抵抗，持续有效控制血糖，而且还可以降低 TG，升高 HDL－C 的水平，同时还有一定的降压作用，TZDs 几乎可全面改善代谢综合征的多项异常。

③调节血脂用药：降低 LDL－C 为治疗的首要目标，首选他汀类药物。他汀类不但可使 LDL－C 显著降低，还具有改善内皮功能、减轻炎性反应、改善胰岛素抵抗等作用。

贝特类主要适用于高 TG 血症或以 TG 升高为主的混合型高脂血症。

烟酸缓释剂在糖尿病患者中使用安全有效，可作为糖尿病患者不能耐受他汀或贝特类药物时以及无法充分降脂达标时的一个新选择。

第十一节　高血压急症与亚急症患者

【概述】

高血压急症与高血压亚急症是指一系列需要快速降低动脉血压治疗的临床紧急情况。两者的区别标准是有无新近发生的急性进行性的严重靶器官损害。血压升高是否导致终末脏器损害取决于血压增高的幅度和速度，是否需要立即降压不依赖于血压的绝对值，而取决于血压增高对靶器官的影响。

【诊断】

高血压急症（hypertensive emergencies）是指原发性或继发性高血压患者，在某些诱因作用下，血压突然和显著升高（一般超过 180/120mmHg），同时伴有进行性心、脑、肾等重要靶器官功能不全的表现。高血压急症包括高血压脑病、颅内出血（脑出血和蛛网膜下隙出血）、脑梗死、急性心力衰竭、肺水肿、急性冠状动脉综合征（不稳定型心绞痛、急性非 ST 段抬高和 ST 段抬高性心肌梗死）、主动脉夹层动脉瘤、子痫等。血压水平的高低与急性靶器官损害的程度并不成正比。

高血压亚急症（hypertensive urgencies）是指血压显著升高但不伴靶器官损害。

当怀疑高血压急症时，应进行详尽的病史收集、体检和实验室检查，评价靶器官功能受累情况，以尽快明确是否为高血压急症。但初始治疗不要因为对患者整体评价过程而延迟。

【高血压急症的治疗】

高血压急症需立即进行降压治疗以阻止靶器官进一步损害。在严密监测血压、尿量和生命体征的情况下，应视临床情况的不同使用短效静脉降压药物。降压过程中要严密观察靶器官功能状况，如神经系统症状和体征的变化，胸痛是否加重等。

一般情况下，初始阶段（数分钟到 1h 内）血压控制的目标为平均动脉压的降低幅度不超过治疗前水平的 25%。在随后的 2~6h 内将血压降至较安全水平，一般为 160/100mmHg 左右，如果可耐受这样的血压水平，临床情况稳定，在以后 24~48h 逐步降低血压达到正常水平。

降压时需充分考虑到患者的年龄、病程、血压升高的程度、靶器官损害和合并的临床状况，因人而异地制定具体的方案。如果患者为急性冠脉综合征或以前没有高血压病史的高血压脑病（如急性肾小球肾炎、子痫所致等），初始目标血压水平可适当降低。若为急性脑卒中，急性期患者血压不宜低于 160/100mmHg。若为主动脉夹层动脉瘤，在患者可以耐受的情况下，降压的目标应该低至收缩压 100~110mmHg，一般需要联合使用降压药，并要重视足量使用 β 受体阻断剂。一旦达到初始靶目标血压，可以开始口服药物，静脉用药逐渐减量至停用。

在处理高血压急症时，要根据患者具体临床情况做其他相应处理，争取最大限度保护靶器官，并针对已经出现的靶器官损害进行治疗。

【高血压亚急症的治疗】

高血压亚急症患者可在 24~48h 将血压降至 160/100mmHg。多数可通过口服降压药控制，如钙拮抗剂、血管紧张素转换酶抑制剂、血管紧张素受体阻断剂、α 受体阻断剂、β 受体阻断剂，还可根据情况应用袢利尿剂。初始治疗可以在门诊或急诊室，用药后观察 5~6h。2~3 天后门诊调整剂量，此后可应用长效制剂控制至最终的靶目标血压。到急诊室就诊的高血压亚急症患者在血压初步控制后，应给予调整口服药物治疗的建议，并建议患者定期去高血压门诊调整治疗（表 7-4）。

表 7-4　高血压急症常用的静脉注射或肌内注射用降压药

降压药	剂量	起效	持续	不良反应
硝普钠	0.25~10μg/(kg·min)，静脉注射	立即	1~2 分	恶心、呕吐、肌颤、出汗
硝酸甘油	5~100μg/min，静脉注射	2~5 分	5~10 分	头痛、呕吐
乌拉地尔	10~50mg，静脉注射 6~24mg/h	5 分	2~8h	头晕、恶心，疲倦
酚妥拉明	2.5~5mg，静脉注射 0.5~1mg/min，静脉注射	1~2 分	10~30 分	心动过速、头痛、潮红
尼卡地平	0.5~10μg/(kg·min)，静脉注射	5~10 分	1~4h	心动过速、头痛、潮红
艾司洛尔	250~500μg/kg，静脉注射 此后 50~300μg/(kg·min)，静脉注射	1~2 分	10~20 分	低血压，恶心
地尔硫䓬	10mg，静脉注射 5~15μg/(kg·min)，静脉注射	5 分	30 分	低血压，心动过缓
拉贝洛尔	20~100mg，静脉注射 0.5~2.0mg/min，静脉注射 24h 不超过 300mg	5~10 分	3~6h	恶心、呕吐、头麻、支气管痉挛、传导阻滞、直立性低血压

注意避免对某些无并发症但血压较高的患者进行过度治疗。在这些患者中静脉或大剂量口服负荷量降压药可产生副作用或低血压，并可能造成相应损害，应该避免这种情况。

第十二节 难治性高血压患者

【概述】

难治性高血压（resistant hypertension，RH）是高血压治疗中的一个难点。随着人口老龄化以及肥胖、睡眠呼吸暂停综合征、慢性肾脏病等疾病的增多，难治性高血压成为越来越常见的临床问题。影响血压难以达标的因素较多，包括不良生活方式、患者的依从性差、药物治疗的不足或不规范以及继发性高血压等多方面的因素。有效的诊断以及合理的药物治疗是控制难治性高血压的重要手段。

【诊断】

1. 定义

在改善生活方式的基础上，应用了合理、可耐受的足量3种或3种以上降压药物（包括利尿剂）1个月以上血压仍未达标，或服用4种或4种以上降压药物血压才能有效控制，称为难治性高血压。

2. 除外假性难治性高血压

（1）血压测量方法不正确　血压测量方法不正确是假性难治性高血压的常见原因。例如，患者背部没有支撑可使舒张压升高，双腿交叉可使收缩压升高，上臂较粗者未使用较大的袖带；单纯性诊室（白大衣）高血压。结合家庭自测血压、动态血压监测可使血压测定结果更接近真实。

（2）治疗依从性　分析患者是否持续按医嘱服药。

（3）是否服用影响血压的药物　非麻醉性镇痛药（非甾体抗炎镇痛药，包括阿司匹林；选择性COX－2抑制剂），拟交感胺类药物［去充血剂、减肥药（盐酸西布曲明）、可卡因］，兴奋剂（哌甲酯、右苯丙胺、苯丙胺、去氧麻黄碱、莫达非尼），过量酒精，口服避孕药、糖皮质激素、环孢素、促红细胞生成素、天然甘草及中药成分（麻黄）。

（4）生活方式因素　是否存在高盐摄入，过度焦虑，大量吸烟，重度肥胖，容量负荷过重（利尿剂治疗不充分、高盐摄入、进展性肾功能不全）和慢性疼痛等。

（5）是否存在高血压药物治疗不充分（药物用量不足或未使用利尿剂或联合方案不正确）。

（6）除外以上因素的患者需要启动继发性高血压的筛查。难治性高血压中常见的继发性高血压的种类：睡眠呼吸暂停综合征、原发性醛固酮增多症、肾实质性高血压、肾血管性高血压和嗜铬细胞瘤。同时，应警惕精神心理因素所导致的难以控制的高血压。

【诊疗】

1. 强调正确的血压监测

合理应用诊室血压测量、家庭血压测量、动态血压测量。具体测量方法见相关章节。

2. 难治性高血压原因的筛查

（1）常用于继发性高血压鉴别的基本检查内容包括：血常规、尿常规、血电解质、血肌酐、血糖、血脂，24h尿钠、钾，以及颈动脉超声、超声心动图、肾脏超声和眼底检查等，记录身高、体重，计算体重指数（BMI）、按照MDRD公式估算的肾小球滤过率（eGFR）等。

（2）对怀疑有继发性高血压的患者，进一步进行相应的专科检查，在避免漏诊、误诊的同时，也要避免过度检查。主要检查内容包括：肾动脉超声和CT；肾上腺CT；血浆醛固酮/肾素及其比值的测定；醛固酮抑制或激发试验；血、尿儿茶酚胺测定以及^{131}碘-MIBG闪烁扫描示踪；皮质醇节律和地塞米松抑制试验；睡眠呼吸监测；必要时对患者进行精神心理评估。

【治疗】

无论是真性难治性高血压患者还是假性难治性高血压患者，均可能存在一种或几种可纠正或难以纠正的原因。因此，此类患者最好转高血压专科进行全方位的治疗调整。

1. 多与患者沟通

提高长期用药的依从性，并严格限制钠盐摄入，强化生活方式的改善，减轻体重，戒烟，适度酒精摄入，采用高纤维、低脂饮食，增加体力活动，同时注意心理调节，减轻精神压力，保持心理平衡。

2. 合并疾病的处置

对于糖尿病、心力衰竭、冠心病、卒中、慢性肾脏病等多个器官受损以及多种疾病并存的难治性高血压患者需综合干预多种危险因素，更积极地控制血压。

3. 药物治疗

（1）药物治疗原则

①药物选用的原则包括：尽可能停用干扰血压的药物，正确地使用利尿剂。

②同时注意合理的联合用药（包括单片固定复方制剂），以达到最大降压效果和不良反应最小。

③应选择长效或固定复方制剂以减少给药次数和片数，酌情将全天用药一次或分成早、晚服用，以有效控制夜间血压、晨峰血压以及清晨高血压，提供24h的持续降压效果。

④必须遵循个体化原则，根据患者具体情况和耐受性，选择适合患者的降压药物。

（2）治疗药物的选择

①对于高肾素及高交感活性（以心率及血浆肾素活性作为基本判断标准）的患者以RAS阻断剂（RASI）［血管紧张素Ⅱ受体拮抗剂（ARB）或血管紧张素转换酶抑制剂（ACEI）］和β受体阻断剂治疗为主。

②对于容量增高（高盐饮食、老年北方人群或以24h尿钠排泄作为基本判断指标）及循环RAS低下的患者，以钙拮抗剂（CCB）和利尿剂为主。其中，对于摄盐量大的患者，在强调严格限盐的同时适当增加噻嗪类利尿剂的用量。

③非透析的肾功能不全的患者由于RAS抑制剂的使用或剂量受限，应增加CCB的

剂量，甚至将二氢吡啶类与非二氢吡啶类 CCB 合用。

④对于肥胖患者应增加 RASI 的剂量。

⑤以收缩压升高为主的患者或老年患者应增加 CCB 剂量。

⑥通常的三药联合方案推荐 RASI + CCB + 噻嗪类利尿剂。血压仍不能达标时可以考虑加用螺内酯（需要评估肾功能和潜在高血钾的风险），或联合 β 受体阻断剂、α－β受体阻断剂或 α 受体阻断剂。血压仍不能达标时，可乐定、利血平等中枢神经抑制药物可作为联合方案的第五种降压药物的选择。在三联治疗方案中，药物剂量应为常规或双倍的可耐受剂量。

4. 其他方法

经高血压专业医师的指导或在其诊断治疗下，确定为药物控制不良的难治性高血压，或不能耐受 4 种以上药物治疗（治疗依从性很差）且存在心血管高风险的难治性高血压，在患者充分知情同意的基础上可考虑严格按照经皮肾动脉去交感神经术（RDN）入选标准进行 RDN 治疗。但鉴于 RDN 还处于研究阶段以及我国还缺乏长期随访的结果，因此需谨慎、慎重，严格遵循操作规程，有序地开展 RDN 治疗。

第八章　高血压患者的随访

一、人群管理

（一）高危人群的管理（含正常高值）

对高危人群、血压值为 130 ~ 139mmHg/85 ~ 89mmHg 的正常高值人群每半年至少测量 1 次血压，并针对危险因素进行生活方式指导。

（二）高血压患者的随访管理

1. 随访评估

对原发性高血压患者，基层医疗机构每年要提供至少 4 次面对面随访，并进行随访评估。

（1）测量血压并评估是否存在危急情况，如出现收缩压≥180mmHg 和（或）舒张压≥110mmHg；意识改变、剧烈头痛或头晕、恶心呕吐、视力模糊、眼痛、心悸、胸闷、喘憋不能平卧及处于妊娠期或哺乳期同时血压高于正常值等危急情况之一，或存在不能处理的其他疾病时，须在处理后紧急转诊。对于紧急转诊者，基层医疗机构应在 2 周内主动随访转诊情况。

（2）若不需紧急转诊，询问上次随访到此次随访期间的症状。

（3）测量体重、心率，计算体质指数（BMI）。

（4）询问患者疾病情况和生活方式，包括心脑血管疾病、糖尿病，吸烟、饮酒、运动、摄盐情况等。

（5）了解患者服药情况。

2. 分类干预

根据患者血压控制情况和症状、体征，进行分类干预，有针对性地调整随访时间。

（1）对血压控制满意（收缩压 < 140mmHg 且舒张压 < 90mmHg），无药物不良反应，无新发并发症或原有并发症无加重的患者，预约下一次随访时间。

（2）对血压控制不满意，即收缩压≥140 和（或）舒张压≥90mmHg，或出现药物不良反应的患者，结合其服药依从性，必要时增加现用药物剂量、更换或增加不同类的降压药物，2 周内随访。

（3）对连续两次出现血压控制不满意或药物不良反应难以控制以及出现新的并发症或原有并发症加重的患者，建议其转诊到上级医院，2 周内主动随访转诊情况。

（4）对所有的患者进行有针对性的健康教育，与患者一起制定生活方式改进目标并在下一次随访时评估进展。告诉患者出现哪些异常时应立即就诊。

3. 健康体检

对原发性高血压患者，每年进行 1 次较全面的健康检查，可与随访相结合。内容包括体温、脉搏、呼吸、血压、身高、体重、腰围、皮肤、浅表淋巴结、心脏、肺部、腹部等常规体格检查，口腔、视力、听力和运动功能等粗测判断及相关生化检查。

二、高血压患者随访流程图（图8-1）

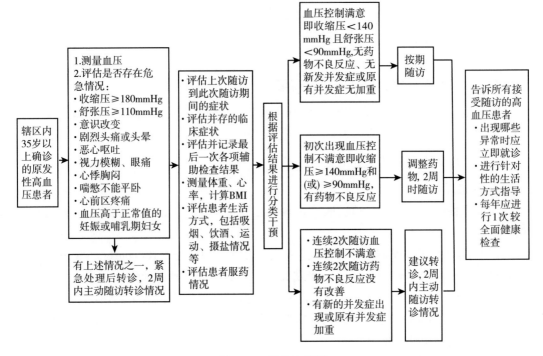

图8-1 随访流程图

附录

附录一　基本的口服抗高血压药物

常用的口服降压药

药物名称	每天剂量（mg）	分服次数（次）	主要不良反应
钙拮抗剂			
二氢吡啶类			踝部水肿，头痛，潮红
氨氯地平	2.5 ~ 10	1	
硝苯地平	10 ~ 30	2 ~ 3	
硝苯地平缓释片	10 ~ 20	2	
硝苯地平控释片	30 ~ 60	1	
左旋氨氯地平	1.25 ~ 5	1	
非洛地平缓释片	2.5 ~ 10	1	
拉西地平	4 ~ 8	1	
尼卡地平	40 ~ 80	2	
尼群地平	20 ~ 60	2 ~ 3	
贝尼地平	4 ~ 8	1	
乐卡地平	10 ~ 20	1	
非二氢吡啶类			房室传导阻滞，心功能不全
维拉帕米	40 ~ 120	2 ~ 3	
维拉帕米缓释片	120 ~ 240	1	
地尔硫䓬缓释片	90 · 360	1 ~ 2	
利尿药			
噻嗪类利尿药			血钾减低，血钠减低，血尿酸升高
氢氯噻嗪	6.25 ~ 25	1	
氯噻酮 *	12.5 ~ 25	1	
吲哒帕胺	0.625 ~ 2.5	1	
吲哒帕胺缓释片	1.5	1	
袢利尿药			血钾减低
呋塞米	20 ~ 80	2	
保钾利尿药			血钾增高
阿米洛利	5 ~ 10	1 ~ 2	
氨苯蝶啶	25 ~ 100	1 ~ 2	

药物名称	每天剂量(mg)	分服次数(次)	主要不良反应
醛固酮拮抗剂			
螺内酯	20～40	1～3	血钾增高,男性乳房发育
依普利酮	50～100	1～2	血钾增高
β受体阻滞剂			支气管痉挛,心功能不全
比索洛尔	2.5～10	1	
美托洛尔平片	50～100	2	
美托洛尔缓释片	47.5～190	1	
阿替洛尔	12.5～50	1～2	
普萘洛尔	30～90	2～3	
倍他洛尔	5～20	1	
α、β受体阻滞剂			直立性低血压,支气管痉挛
拉贝洛尔	200～600	2	
卡维地洛	12.5～50	2	
阿罗洛尔	10～20	1～2	
血管紧张素转换酶抑制剂			咳嗽,血钾升高,血管性水肿
卡托普利	25～300	2～3	
依那普利	2.5～40	2	
贝那普利	5～40	1～2	
赖诺普利	2.5～40	1	
雷米普利	1.25～20	1	
福辛普利	10～40	1	
西拉普利	1.25～5	1	
培哚普利	4～8	1	
咪哒普利	2.5～10	1	
血管紧张素Ⅱ受体拮抗剂			血钾升高,血管性水肿(罕见)
氯沙坦	25～100	1	
缬沙坦	80～160	1	
厄贝沙坦	150～300	1	
替米沙坦	20～80	1	
坎地沙坦	4～32	1	
奥美沙坦	20～40	1	
α受体阻滞剂			直立性低血压
多沙唑嗪	1～16	1	
哌唑嗪	1～10	2～3	
特拉唑嗪	1～20	1～2	
中枢作用药物			
利血平	0.05～0.25	1	鼻充血,抑郁,心动过缓,消化性溃疡
可乐定	0.1～0.8	2～3	低血压,口干,嗜睡

药物名称	每天剂量(mg)	分服次数(次)	主要不良反应
可乐定贴片	0.25	1/周	皮肤过敏
甲基多巴	250~1000	2~3	肝功能损害，免疫失调
直接血管扩张药			
米诺地尔*	5~100	1	多毛症
肼屈嗪	25~100	2	狼疮综合征
肾素抑制剂			血钾升高，血管性水肿（罕见）
阿利吉仑**	150~300	1	

注：*欧美国家上市，中国未上市；**中国已批准注册。

常用复方制剂

固定配比复方制剂（主要组分与每片剂量）	每天片数	分服次数（次）	相应组分的不良反应
（利血平0.032mg/氢氯噻嗪3.1mg/双肼屈嗪4.2mg/异丙嗪2.1mg）	1~3片	2~3	消化性溃疡，困倦
复方利血平氨苯蝶啶片 （利血平0.1mg/氨苯蝶啶12.5mg/氢氯噻嗪12.5mg/双肼屈嗪12.5mg）	1~2片	1	消化性溃疡；头痛；血钾异常
珍菊降压片 （可乐定0.03mg/氢氯噻嗪5mg）	1~2片	2~3	低血压；血钾异常
氯沙坦钾/氢氯噻嗪			偶见血管神经水肿，血钾异常
（氯沙坦钾50mg/氢氯噻嗪12.5mg）	1片	1	
（氯沙坦钾100mg/氢氯噻嗪12.5mg）	1片	1	
缬沙坦/氢氯噻嗪 （缬沙坦80mg/氢氯噻嗪12.5mg）	1~2片	1	偶见血管神经水肿，血钾异常
厄贝沙坦/氢氯噻嗪 （厄贝沙坦150mg/氢氯噻嗪12.5mg）	1片	1	偶见血管神经水肿，血钾异常
替米沙坦/氢氯噻嗪 （替米沙坦40mg/氢氯噻嗪12.5mg）	1片	1	偶见血管神经水肿，血钾异常
替米沙坦/氢氯噻嗪 （替米沙坦80mg/氢氯噻嗪12.5mg）	1片	1	偶见血管神经水肿，血钾异常
奥美沙坦/氢氯噻嗪 （奥美沙坦20mg/氢氯噻嗪12.5mg）	1片	1	偶见血管神经水肿，血钾异常
卡托普利/氢氯噻嗪 （卡托普利10mg/氢氯噻嗪6mg）	1~2片	1~2	咳嗽，偶见血管神经水肿，血钾异常
复方阿米洛利 （阿米洛利2.5mg/氢氯噻嗪25mg）	1片	1	血钾异常，尿酸升高
贝那普利/氢氯噻嗪 （贝那普利10mg/氢氯噻嗪12.5mg）	1片	1	咳嗽，偶见血管神经水肿，血钾异常
培哚普利/吲达帕胺 （培哚普利4mg/吲达帕胺1.25mg）	1片	1	咳嗽，偶见血管神经水肿，血钾异常
氨氯地平/缬沙坦 （氨氯地平5mg/缬沙坦80mg）	1片	1	头痛，踝部水肿，偶见血管神经水肿
氨氯地平/贝那普利 （氨氯地平5mg/贝那普利10mg）	1片	1	头痛，踝部水肿，偶见血管神经水肿

固定配比复方制剂（主要组分与每片剂量）	每天片数	分服次数（次）	相应组分的不良反应
赖诺普利/氢氯噻嗪片 （赖诺普利 10mg/氢氯噻嗪 12.5mg）	1 片	1	咳嗽，血钾异常
复方依那普利片 （依那普利 5mg/氢氯噻嗪 12.5mg）	1 片	1	咳嗽，偶见血管神经水肿，血钾异常
尼群地平/阿替洛尔 （尼群地平 10mg/阿替洛尔 20mg） （尼群地平 5mg/阿替洛尔 10mg）	 1 片 1~2 片	 1~2 1~2	头痛，踝部水肿，支气管痉挛，心动过缓
降压药与非降压药组成的多效固定复方制剂：			
依那普利/叶酸片 （依那普利 10mg/叶酸 0.8mg）	1~2 片	1~2	咳嗽，恶心，偶见血管神经水肿
氨氯地平/阿托伐他汀 （氨氯地平 5mg/阿托伐他汀 10mg）	1 片	1	头痛，踝部水肿，肌肉疼痛，转氨酶升高

附录二　难治性高血压的诊断流程

难治性高血压（resistant hypertension，RH）是高血压治疗中的一个难点。随着人口老龄化以及肥胖、睡眠呼吸暂停综合征、慢性肾脏病等疾病的增多，难治性高血压成为越来越常见的临床问题。血压控制不良会导致心、脑、肾等靶器官损害，从而促进临床心血管事件的发生，积极有效地使血压达标是高血压治疗的重要环节。影响血压难以达标的因素较多，包括患者的不良生活方式、患者的依从性差、药物治疗的不足或不规范以及继发性高血压等多方面。有效的诊断以及合理的药物治疗是控制难治性高血压的重要手段，近年介入性治疗方法的引进也为难治性高血压提供了治疗机遇。本共识旨在归纳难治性高血压的临床特点、诊断评估方法以及最佳血压控制的治疗策略。通过总结目前对难治性高血压的认识，呼吁广大临床医生关注并正确地诊治难治性高血压，从而进一步规范和提高我国的高血压防治水平。

一、难治性高血压的定义

在改善生活方式的基础上，应用了合理可耐受的足量 3 种或 3 种以上降压药物（包括利尿剂）一个月以上血压仍未达标，或服用 4 种或 4 种以上降压药物血压才能有效控制，称为难治性高血压[1~3]。

二、难治性高血压的流行病学及患病率

目前难治性高血压患病率并不十分清楚，我国还没有准确的流行病学数据，但可以参考近年来几个临床试验中血压未达标的比例。ASCOT（Anglo – Scandinavian Cardiac Out – Comes Trial – Blood Pressure Lowering Arm）试验结束时，血压未达标患者的比例为 47%［糖尿病患者血压 ≥ 130/80mmHg（1mmHg = 0.133kPa）］，非糖尿病患者 ≥ 140/90mmHg）[4]；ACCOMPLISH（Avoiding Cardiovascular Eventsthrough Combination Therapy in Patients Living with SystolicHypertension）试验结束时，血压未达标患者的比例为 26%（不论是否患有糖尿病，血压 ≥ 140/90mmHg）[5]。两个试验入选的都是具有高心血管病风险的高血压患者，这些患者中难治性高血压的比例可能较高。据 2008 年美国心脏协会（AHA）关于难治性高血压诊断、评估和治疗的科学声明中所述：小样本研究显示，难治性高血压的患病率在普通门诊中约为 5%[1]。参考近几年的临床试验结果，结合来自经常就诊的高血压患者的数据以及高血压研究中心的现有数据，推算难治性高血压病的患病率约为 5% ~ 30%[6]。

三、难治性高血压的病因及病理生理学机制

难治性高血压的病因及病理生理学机制是多方面的。有基本病因，也有中枢及局部的神经体液机制等。高盐摄入、肥胖、颈动脉压力反射功能减退是高血压患者血压难以控制的基本原因。在此基础上，循环和组织中的肾素 – 血管紧张素 – 醛固酮系统（RAAS）的激活以及中枢或局部组织（特别是肾脏）交感神经活性的过度增高会启动

炎症因子、氧化应激过程并促发动脉硬化和动脉粥样硬化的发生和进展，加重了血管结构和功能的异常，从而使增高的血压难以获得控制。研究显示，交感神经以及RAAS的活性增强及持续存在是难治性高血压的重要发病机制之一[7]。临床和实验数据也表明，多重因素共同影响交感神经及RAAS的激活，如胰岛素抵抗、内皮细胞功能障碍、间歇性低氧血症、体内容量负荷过高、醛固酮等作用于中枢神经系统以及动脉化学感受器和压力感受器的功能失调等。

肾脏在难治性高血压的发病过程中具有重要作用。其中，肾脏局部交感神经过度激活是难治性高血压的发病基础以及重要的病理生理学机制之一。肾交感神经由传入纤维和传出纤维组成。肾交感神经传入纤维的过度激活可以增强中枢交感神经系统的活性，使全身交感神经活性亢进，肾上腺素释放增加，从而引起肾脏、心脏和血管等靶器官的结构和功能改变，从而导致高血压的维持和进展。肾交感神经传出纤维的过度兴奋则可产生和分泌过多的去甲肾上腺素，使肾血管收缩，肾血流量减少，进而激活肾脏和全身RAAS系统；还使入球小动脉收缩强于出球小动脉，进而出现肾小球滤过率减少、水钠重吸收增多；同时，受刺激的颗粒细胞释放肾素，也进一步激活RAAS系统。上述病理生理过程加剧了血压水平升高，参与难治性高血压的维持与进展[8~10]。

四、难治性高血压的诊断方法

（一）血压测量作为主要诊断手段[11]

1. 基本诊断方法

诊室血压测量：坐位、非同日测量3次以上血压，血压未达标时建议需同时测量双侧上臂血压，当两侧血压相差20mmHg以上时，建议增加双侧下肢血压的测量。

2. 常规诊断方法

在诊室血压测量的基础上，建议进行连续家庭血压测量和24h动态血压测量（ABPM），以便排除白大衣效应、了解血压的特殊形态等（如构型、非构型、超构型、晨峰现象和清晨高血压）。

（1）家庭自测血压

建议新诊断的高血压患者连续2周、血压波动明显的患者连续3~7d，早晚2次（早在晨起服药前测定，晚在晨起服药后至少12h或睡前测定）进行家庭自测血压，每次测量3遍，计算最接近的2次血压的平均值。家庭自测血压≥135/85mmHg可诊断为高血压。

家庭自测血压表选择：建议采用上臂式肱动脉全自动血压表，自动血压表均应是通过欧盟、英国、美国认证的血压表。建议患者把全自动血压表带到诊室，以便检查患者的测量技术及仪器的准确性（与水银血压计对比）。

不适宜进行家庭自测血压的人群：情绪障碍和焦虑患者。

（2）24h动态血压测量

目的：了解全天血压的波动以及增高的程度，排除假性高血压。

高血压的诊断标准：全天（24h）≥130/80mmHg，白昼≥135/85mmHg，夜间≥

120/70mmHg[10]，全天24h监测的有效次数达85%以上为有效检测。

不适宜人群：肥胖者臂围 >40cm，严重失眠，长期夜班者。

（二）鉴别影响血压控制不良的原因，进一步排除假性难治性高血压

（1）血压测量方法不正确　是假性难治性高血压的常见原因。例如，患者背部没有支撑可使舒张压升高，双腿交叉可使收缩压升高。

（2）治疗依从性　分析患者是否持续按医嘱服药。

（3）是否服用影响血压的药物（甘草、非甾体类抗炎药物、口服避孕药物、类固醇药物、环孢素、促红细胞生成素、麻黄素等）。

（4）生活方式因素　是否存在高盐摄入、过度焦虑、大量吸烟、重度肥胖、慢性疼痛等。

（5）是否存在高血压药物治疗不充分（药物用量不足或未使用利尿剂或联合方案不正确）。

（6）寻找继发性高血压的线索。

五、难治性高血压中继发性高血压的鉴别

近年随着对高血压病因认识的深入和临床诊断技术的提高，继发性高血压的检出率明显增高，继发性高血压往往具有血压水平较高、多种降压药物治疗血压仍然难以控制以及通过针对病因的治疗可以使血压得到明显控制甚至恢复至正常的临床特点。因此，鉴别出继发性高血压并加以相应的治疗是控制难治性高血压的关键环节之一。对所有难治性高血压均应该警惕继发性高血压的可能性，需要注意从病史、症状、体征及常规实验室检查中排查继发性高血压。

1. 难治性高血压中常见的继发性高血压的种类

（1）睡眠呼吸暂停综合征；

（2）原发性醛固酮增多症；

（3）肾实质性高血压；

（4）肾血管性高血压；

（5）嗜铬细胞瘤。

同时，应警惕精神心理因素所导致的难以控制的高血压。

2. 常用于继发性高血压鉴别的基本检查

内容包括：血常规、尿常规、血电解质、血肌酐、血糖、血脂、24h 尿钠、钾，以及颈动脉超声、超声心动图、肾脏超声和眼底检查等，记录身高、体重、计算体重指数（BMI）、按照 MDRD 公式计算估算的肾小球滤过率（eGFR）等。

3. 对怀疑有继发性高血压的患者，进一步进行相应的专科检查，避免漏诊、误诊的同时，也要避免过度检查

主要检查内容包括：肾动脉超声和 CT；肾上腺 CT；血浆醛固酮/肾素及其比值的测定；醛固酮抑制或激发试验；血、尿儿茶酚胺测定以及 [131]碘 – MIBG 闪烁扫描示踪；皮质醇节律和地塞米松抑制试验；睡眠呼吸监测；必要时对患者进行精神心理评估。

专科检查方法的选择应基于高血压患者特殊的临床表现和相应的实验室检查提供

的基本线索，围绕着疑似病因进行相应的专科检查，避免盲目地进行继发性高血压的病因筛查。针对病因明确的继发性高血压，应有的放矢地进行相应的药物、器具和手术治疗以提高降压治疗的有效性和治愈率。病因的诊断对于继发性高血压患者治疗策略的选择和预后的判断具有十分重要的意义。

六、难治性高血压的治疗

（一）矫治不良生活方式

这些措施主要包括：减轻体重[12,13]；适度酒精摄入，建议大多数男性每日不超过2杯（红酒300ml以内，啤酒600ml左右），女性或较低体重的人减半[14]；限盐，建议食盐量<6g/d[15~17]；高纤维、低脂饮食[18]；增加体力活动，每天进行50%最大耗氧量强度的有氧运动至少30min，且每周尽量多的天数进行体力活动[19,20]。同时注意心理调节，减轻精神压力，保持心理平衡。

（二）药物治疗

1. 药物治疗原则

在纠正不良生活方式的同时还要注意降压药物的合理使用。药物选用的原则包括：停用干扰血压的药物；正确地使用利尿剂。同时注意合理的联合用药（包括单片固定复方制剂），以达到最大降压效果和最小不良反应。在药物治疗中应尽量应用长效制剂，以有效控制夜间血压、晨峰血压以及清晨高血压，提供24h的持续降压效果；另外，必须遵循个体化原则，根据患者具体情况和耐受性，选择适合患者的降压药物。

2. 药物治疗方法

需要联合≥3种不同降压机制的药物，应选择长效或固定复方制剂以减少给药次数和片数。酌情将全天用药一次或分成早、晚服用，以控制全天血压。避免使用影响降压效果的药物或减至最低剂量。见表1。

表1　影响降压效果的药物

非麻醉性镇痛药
非甾体类抗炎药，包括阿司匹林
选择性COX-2抑制剂
拟交感胺类药物［去充血剂、减肥药（盐酸西布曲明）、可卡因］
兴奋剂（哌甲酯、右苯丙胺、苯丙胺、去氧麻黄碱、莫达非尼）
过量酒精
口服避孕药
糖皮质激素
环孢素
促红细胞生成素
天然甘草
中药成分（麻黄）

3. 治疗药物的选择

对于高肾素及高交感活性（以心率及血浆肾素活性作为基本判断标准）的患者以RAS阻断剂（RASI）[血管紧张素Ⅱ受体拮抗剂（ARB）或血管紧张素转换酶抑制剂（ACEI）]和β阻滞剂治疗为主。对于容量增高（高盐饮食、老年北方人群或以24h尿钠排泄作为基本判断指标）及循环RAS低下的患者，以钙拮抗剂（CCB）和利尿剂为主；其中，对于摄盐量大的患者，在强调严格限盐的同时适当增加噻嗪类利尿剂的用量。对于$eGFR \leqslant 30ml \cdot min^{-1} \cdot 1.73m^{-2}$的患者应采用襻利尿剂，非透析的肾功能不全的患者由于RAS抑制剂的使用或剂量受限，应增加CCB的剂量，甚至将二氢吡啶类与非二氢吡啶类CCB合用；对于肥胖患者应增加RASI的剂量[21]。以收缩压升高为主或老年患者应增加CCB剂量。

通常的三药联合方案推荐RASI + CCB + 噻嗪类利尿剂。血压仍不能达标时可以考虑加用螺内酯（需要评估肾功能和潜在高血钾的风险），或联合β阻滞剂、α-β受体阻滞剂α受体阻滞剂。血压仍不能达标时，可乐定、利血平等中枢神经抑制药物可作为联合方案的第五种降压药物的选择。

4. 降压药物使用的原则

（1）难治性高血压的基本药物治疗应以RASI（ARB或ACEI）联合CCB再联合噻嗪类利尿剂的三联治疗方案为主[1,2]。因为此种联合方案存在机制上的合理性，符合一般高血压患者的治疗。在此基础上如血压仍不能达标，可依据患者的临床特点联合其他的降压药物（包括β阻滞剂、α-β受体阻滞剂或α阻滞剂以及醛固酮拮抗剂等）。药物治疗流程图见图1。

（2）在三联的治疗方案中，药物剂量应为常规或双倍的可耐受剂量。

（3）在多药联合治疗的方案中，建议寻求疗效叠加、不良反应少、依从性高的方案，可由有经验的专科医师协助选择。

5. 治疗依从性评估

药物调整阶段每2~4周随诊一次，通过与患者和家属交谈了解服药种类、数量、频率和时间，并根据每次处方的药量和患者取药的频率计算服药依从性。耐心听取患者对用药方案的意见并予以针对性的调整是提高治疗依从性的有效方法。服用β阻滞剂者通过测定心率、服用α阻滞剂者测定立位时血压变化、服用利尿剂者观察血尿酸、血钾的变化等均有助于判断服药的依从性情况。

6. 药物疗效以及安全性评估

除诊室血压外，需结合家庭自测血压和ABPM评估降压疗效。根据患者服药频率和时间确定自测血压的次数和时间。对于血压波动性大的患者，应嘱咐患者在每次服药前、清晨、午间、傍晚、睡前测量血压并记录结果，并携带就诊。对于诊室血压与家庭自测血压不符、血压波动明显、需要了解夜间血压情况和全天血压平稳情况时，推荐进行24~48h ABPM。了解患者的任何不适，尤其是体位性头晕、黑矇；询问患者对治疗药物的耐受情况和不良反应。肾功能受损且应用RASI、醛固酮拮抗剂、合并襻利尿剂治疗的患者，必须定期测定血钾和血肌酐，并计算eGFR。

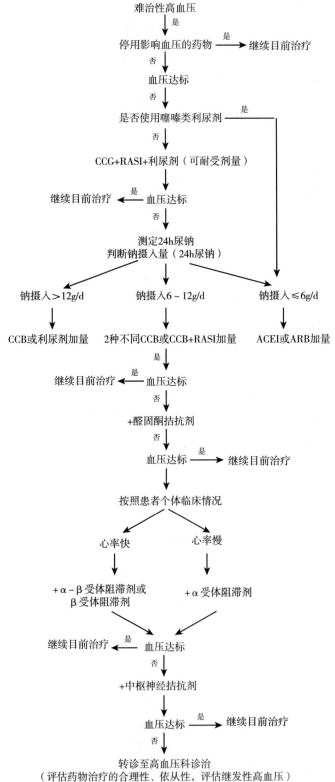

图 1　药物治疗流程图

（三）有创介入治疗

由于难治性高血压患者心血管风险明显增加，控制血压是治疗的重要环节和目标。RH 患者在进行规范合理的强化治疗干预后，仍有部分患者的血压控制不满意。近年以肾动脉交感神经消融术（renal denervation，RDN）为代表的介入性治疗逐渐引起人们的关注，有望成为药物治疗控制不良的难治性高血压患者的一种新治疗方法。

由于肾交感神经过度激活是高血压的发病和维持的重要病理生理基础，并且肾交感神经纤维进出肾脏绝大部分经肾动脉主干外膜，这一解剖特点决定了 RDN 可选择性消融大部分肾交感神经纤维。通过插入肾动脉的射频导管释放能量，透过肾动脉的内、中膜，选择性毁坏外膜的部分肾交感神经纤维，从而达到降低肾交感神经活性的目的[22]。

近年发表的几项小样本前瞻性研究（Symplicity HTN－1、Symplicity HTN－2等[23~25]）表明，难治性高血压患者进行 RDN 术后，多数患者近中期对治疗有反应（定义为术后诊室收缩压降低≥10mmHg），而无明显的手术并发症，术后降压药物使用的数量有所减少（但一些患者仍需要多种降压药物控制血压）。该方法对于胰岛素抵抗、呼吸睡眠暂停综合征、室性心律失常、慢性肾脏病等存在交感神经过度激活的疾病可能也有一定的疗效，但是仍需要更大规模的有针对性的研究以及更长期的随访来确定其有效性和安全性。对于临床上明确判断为真性难治性高血压患者、无法耐受多种降压药物联合治疗或治疗依从性很差的高血压患者，在知情同意下可考虑行 RDN，实施方法以及入选标准详见 2012 ESH RDN Position Paper[6]。

七、临床建议

1. 难治性高血压患者的血压水平，需采用诊室血压测量结合家庭自测血压和 24h 动态血压检测的方法共同确定。在此基础上，对于已采用 3 种以上最佳剂量、最合理配比的联合治疗方案（包括利尿剂）治疗至少 >1 个月后血压仍然在目标水平以上方可确定为难治性高血压。

2. 难治性高血压患者应评估降压药物治疗的合理性、依从性，应筛查、鉴别产生血压控制不良的原发因素和继发因素，以鉴别出真性难治性高血压。对于糖尿病、心力衰竭、冠心病、卒中、慢性肾脏病等多个器官受损以及多种疾病并存的难治性高血压患者需综合干预多种危险因素以及更积极地控制血压。

3. 在药物控制血压的同时，需坚持限盐、有氧运动、戒烟、降低体重为主的强化生活方式性治疗。

4. 采用优化的药物联合方案（CCB + RASI + 利尿剂）以及最佳的、可耐受的治疗剂量。在此基础上如血压仍不能控制在靶目标水平，可根据患者的个体临床情况加用醛固酮拮抗剂（肾功能允许的情况下）或 β 受体阻滞剂、α－β 受体阻滞剂或 α 受体阻滞剂以及中枢神经系统拮抗药物。

5. 经高血压专业医师的指导或在其诊断治疗下，确定为药物控制不良的难治性高血压，或不能耐受 4 种以上药物治疗（治疗依从性很差）且存在心血管高风险的难治性高血压，在患者充分知情同意的基础上可考虑严格按照 RDN 入选标准进行 RDN 治疗。但鉴于 RDN 还处于研究阶段以及我国还缺乏长期随访的结果，因此需谨慎、慎重、严格遵循操作规程、有序地开展 RDN 治疗。难治性高血压诊断治疗流程见图 2。

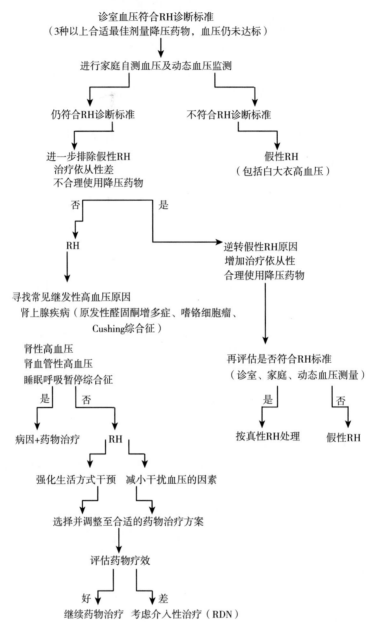

图 2　难治性高血压诊断治疗流程图

结束语：RH 是一种导致心脑血管疾病进展的高血压现象，明确的诊断和有效的治疗至关重要。但需要仔细地甄别病因，其中药物治疗剂量不足及不合理、用药时间不合适以及生活方式不良、治疗依从性差等均是重要的原因，继发性高血压也会导致血压难以控制。动态血压监测及家庭血压测量对于明确 RH 患者的血压水平至关重要，因此需作为重要的诊断手段。严格的生活方式干预可改善血压，而合理、最佳、可耐受剂量的多种药物联合治疗（包括利尿剂）是控制血压的关键，其中，利尿剂、螺内酯、

α-β受体阻滞剂以及中枢神经拮抗剂的应用是不容忽视的。对于药物控制无效的真性难治性高血压患者，介入性 RDN 技术可能是一种有效的治疗方法；但是，因其还处于研究阶段，需严格选择适应证、按操作规程慎重、有序地开展，也提倡进行有计划的前瞻性研究。

共识顾问：刘力生　王海燕　高润霖

共识专家：（按姓氏拼音排序）

陈鲁元　陈纪言　陈韵岱　高平进　葛均波　霍　勇　蒋雄京

李虹伟　李南方　李学旺　李　勇　卢成志　牟建军　谌贻璞

孙宁玲　陶　军　王继光　王建安　王伟民　王　文　王　玉

吴海英　吴兆苏　谢良地　严晓伟　曾春雨　张抒扬　张宇清

赵连友　祝之明

共识秘书：喜　杨　马　为

参考文献

[1] Calhoun DA, Jones D, Textor S, et al. Resistant hypertension：diagnosis, evaluation, and treatment. A scientific statement from the American Heart Association Professional Education Committeeof the Council for High Blood Pressure Research. Hypertension, 2008, 51：1403~1419.

[2] 中国高血压防治指南修订委员会中国高血压防治指南（2010）. 中华高血压杂志, 2011, 19：701~743.

[3] Chobanian AV, Bakris GL, Black HR, et al. Joint national committee on prevention detection evaluation and treatment of high blood pressure；national heart, lung and blood institute；national heart lung and blood institute；national high blood pressure education program coordinating committee；seventh report of the joint national committee on prevention, detection, evaluation, and treatment of high blood pressure. Hypertension, 2003, 42：1206~1252.

[4] Dahlf B, Sever PS, Poulter NR, et al. ASCOT Investigators. Prevention of cardiovascular events with an antihypertensive regimen of amlodipine adding perindopril as required versus atenolol adding bendroflumethiazide as required, in the Anglo-Scandinavian Cardiac Outcomes Trial-Blood Pressure Lowering Arm (ASCOT-BPLA)：a multicentre randomised controlled trial. Lancet, 2005, 366：895~906.

[5] Jamerson K, Weber MA, Bakris GL, et al. Benazepril plus amlodipine or hydrochlorothiazide for hypertension in high-risk patients. N Engl J Med, 2008, 359：2417~2428.

[6] Schmieder RE, Redon J, Grassi G, et al. ESH position paper：renal denervation-an interventional therapy of resistant hypertension. J Hypertens, 2012, 30：837~841.

[7] Tsioufis C, Kordalis A, Flessas D, et al. Pathophysiology of resistant hypertension：the role of sympathetic nervous system. Int J Hypertens, 2011, ID：642416.

[8] Barajas L, Liu L, Powers K. Anatomy of the renal innervation：intrarenal aspects and ganglia of origin. Can J Physiol Pharmacol, 1992, 70：735~749.

[9] Hering D, Mahfoud F, Walton AS, et al. Renal denervation in moderate to severe CKD. J Am Soc Nephrol, 2012, 23：1250~1257.

[10] Laurent S, Schlaich M, Esler M. New drugs procedures and devices for hypertension. Lancet, 2012, 380：591~600.

[11] 中国血压测量工作组中国血压测量指南. 中华高血压杂志, 2011, 19：1101~1115.

[12] Aucott L, Poobalan A, Smith WC, et al. Effects of weight loss in overweight／obese individuals and

long－term hyper－tension outcomes：a systematic review. Hypertension，2005，45：1035～1041.

[13] Neter JE，Stam BE，Kok FJ，et al. Influence of weight reduction on blood pressure：a meta－analysis of randomized controlled trials. Hypertension，2003，42：878～884.

[14] Chobanian AV，Bakris GL，Black HR，et al. National heart lung and blood institute joint national committee on prevention detection evaluation and treatment of high blood pressure；national high blood pressure education program coordi－nating committee. The seventh report of the joint national committee on prevention detection evaluation and treatment of high blood pressure：the JNC 7 report. JAMA，2003，289：2560～2572.

[15] He FJ，Markandu ND，MacGregor GA. Modest salt reduction lowers blood pressure in isolated systolic hypertension and combined hyper－tension. Hypertension，2005，46：66～70.

[16] Vollmer WM，Sacks FM，Ard J，et al. DASH－sodium trial collaborative research group. Effects of diet and sodium intake on blood pressure：subgroup analysis of the DASH－sodium trial. Ann Intern Med，2001，135：1019～1028.

[17] Singer DR，Markandu ND，Sugden AL，et al. Sodium restriction in hypertensive patients treated with a converting enzyme inhibitor and a thiazide. Hypertension，1991，17：798～803.

[18] Appel LJ，Moore TJ，Obarzanek E，et al. A clinical trial of the effects of dietary patterns on blood pressure. DASH Collaborative Research Group. N Engl J Med，1997，336：1117～1124.

[19] Kokkinos PF，Narayan P，Colleran JA，et al. Effects of regular exercise on blood pressure and left ventricular hypertrophy in African－American men with severe hypertension. N Engl J Med，1995，333：1462～1467.

[20] Whelton SP，Chin A，Xin X，et al. Effect of aerobic exercise on blood pressure：a meta－analysis of randomized，controlled trials. Ann Intern Med，2002，136：493～503.

[21] Jordan J，Yumuk V，Schlaich M，et al. Joint statement of the european association for the study of obesity and the european society of hypertension：obesity and difficult to treat arterial hypertension. J Hypertens，2012，30：1047～1055.

[22] DiBona GF，Esler M. Translationalmedicine：the antihypertensive effect of renal denervation. Am J Physiol Regul Integr Comp Physiol，2010，298：R245～R253.

[23] Krum H，Schlaich M，Whitbourn R，et al. Catheter－based renal sympathetic denervation for resistant hypertension：a multicentre safety and proof－of－principle cohort study. Lancet，2009，373：1275～1281.

[24] Simplicity HTN－1 Investigators 2011. Catheter－based renal sympathetic denervation for resistant hypertension：durability of blood pressure reduction out to 24 months. Hypertension，2011，57：911～917.

[25] Simplicity HTN－2 Investigators，Esler MD，Krum H，et al. Renal sympathetic denervation in patients with treatment－resistant hypertension（The Symplicity HTN－2 Trial）：a randomised controlled trial. Lancet，2010，376：1903～1909.

如何评估、权衡难治性高血压的治疗

孙宁玲

中国高血压患病率高，治疗率以及控制率目前仍明显不足，由此带来的心血管及脑血管事件也在逐年增加，这种现象在有糖代谢、脂代谢异常以及代谢综合征的患者中尤为明显，有效地进行血压管理、提高血压的控制率是目前高血压防治的重要策略。血压管理的重要环节之一是识别真性高血压，尽管目前难治性高血压的定义是指使用 3 种以上降压药物（包含一种利尿剂）血压仍不能控制。但临床上简单性地以文字定义，而不进行仔细的甄别，必定会造成治疗的混乱。因此对难治性高血压的准确临床确定至关重要。

评估方面：血压控制水平的确定不仅需多次进行诊室血压测量，还需依据动态血压监测以及家庭血压测量的结果。对于血压控制不良的原因确定，需要评估药物使用的合理性，药物是否已使用到最佳可耐受剂量，同时还要评估患者治疗的依从性。对一般降压药物使用疗效不显著者应排除继发性高血压，并在高血压专业医师指导下开展鉴别诊断工作。

治疗方面：难治性高血压患者首先应接受严格的生活方式指导，在接受了 3 种以上的药物治疗仍不能达标者，还应接受可耐受剂量 β 或 α 受体阻断剂或醛固酮拮抗剂的治疗至少 1～3 个月以上。同时鉴于难治性高血压患者有肾动脉交感神经激活的特点，采用射频消融术对肾动脉交感神经去交感化（RDN）治疗，目前也作为难治性高血压治疗的一种手段。但在实施此手术前，建议应由高血压专业医师与介入医师组成工作团队，一起讨论和评估患者的血压状况（确定是否为真性难治性高血压）、临床风险以及进行介入治疗的可行性分析。可以将《难治性高血压诊断治疗中国专家共识》作为参考文件，慎重地开展 RDN，我们反对盲目、不作鉴别、不正规（不采用批准的 RDN 设备、导管，不进行血压病因鉴别，不分析药物使用的合理性、治疗的依从性）地开展 RDN 的行为，目前难治性高血压采用 RDN 还处于研究阶段，我国可根据本国的特点，有序地进行研究，希望在难治性高血压的治疗中开辟我国自己的高血压防治路径。

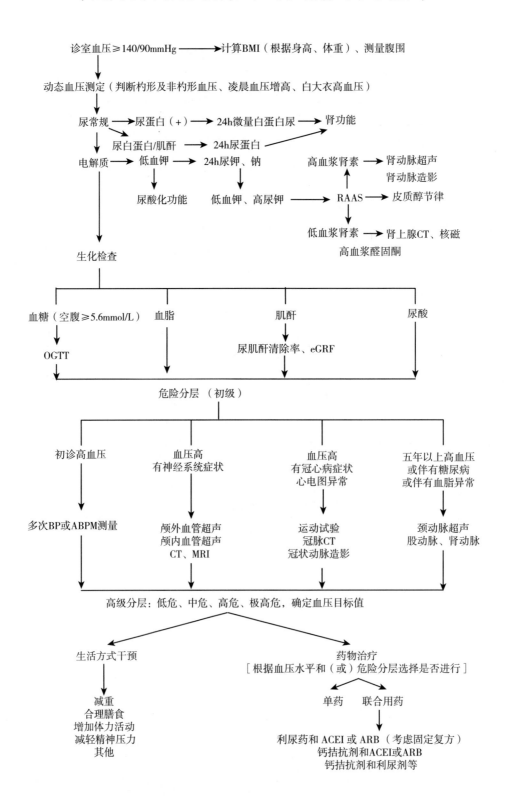

附录三　住院高血压患者的诊断治疗流程
（北京大学人民医院高血压专业病房的诊治流程）

诊室血压≥140/90mmHg ──→ 计算BMI（根据身高、体重）、测量腹围

动态血压测定（判断杓形及非杓形血压、凌晨血压增高、白大衣高血压）

尿常规 ──→ 尿蛋白（+）──→ 24h微量白蛋白尿 ──→ 肾功能

尿白蛋白/肌酐 ──→ 24h尿蛋白

电解质 ──→ 低血钾 ──→ 24h尿钾、钠　　　高血浆肾素 ──→ 肾动脉超声　肾动脉造影

尿酸化功能　　　低血钾、高尿钾 ──→ RAAS ──→ 皮质醇节律

低血浆肾素 ──→ 肾上腺CT、核磁　高血浆醛固酮

生化检查

血糖（空腹≥5.6mmol/L）　血脂　　　肌酐　　　尿酸

OGTT　　　　　　　　　尿肌酐清除率、eGRF

危险分层（初级）

初诊高血压　　血压高有神经系统症状　　血压高有冠心病症状心电图异常　　五年以上高血压或伴有糖尿病或伴有血脂异常

多次BP或ABPM测量　　颅外血管超声颅内血管超声CT、MRI　　运动试验冠脉CT冠状动脉造影　　颈动脉超声股动脉、肾动脉

高级分层：低危、中危、高危、极高危，确定血压目标值

生活方式干预　　　　药物治疗〔根据血压水平和（或）危险分层选择是否进行〕

减重合理膳食增加体力活动减轻精神压力其他　　　单药　联合用药

利尿药和ACEI或ARB（考虑固定复方）钙拮抗剂和ACEI或ARB钙拮抗剂和利尿剂等

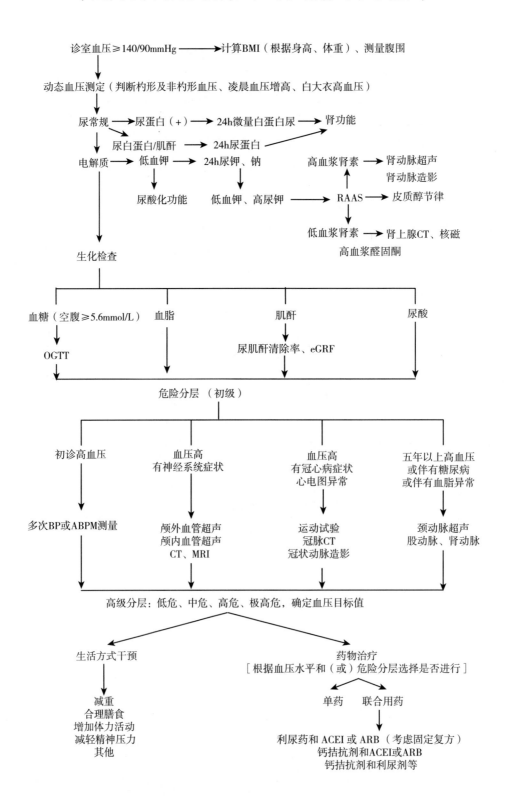

附录四　2010 年版中国高血压防治指南

中国高血压防治指南

序　言

高血压是最常见的慢性病，也是心脑血管病最主要的危险因素，其脑卒中、心肌梗死、心力衰竭及慢性肾脏病等主要并发症，不仅致残、致死率高，而且严重消耗医疗和社会资源，给家庭和国家造成沉重负担。国内外的实践证明，高血压是可以预防和控制的疾病，降低高血压患者的血压水平，可明显减少脑卒中及心脏病事件，显著改善患者的生存质量，有效降低疾病负担。

近年来，党和政府日益重视以高血压为代表的慢性病防治工作，2009 年高血压和糖尿病患者的管理作为促进基本公共卫生服务均等化的重要措施，纳入深化医疗卫生体制改革的 3 年实施方案，截至 2010 年底各地已管理 3553.8 万高血压患者；同时《全国高血压社区规范化管理》项目管理的 50 万例社区高血压患者中管理满 1 年患者的血压控制率达到 70%。

为进一步加强我国高血压的人群防治工作，提高防治效果，我局委托国家心血管病中心和高血压联盟（中国）组织有关专家对 2005 年《中国高血压防治指南》（以下简称《指南》）进行修订。修订工作以我国近年来心血管病流行病研究结果和高血压大规模随机临床试验为依据，根据中国自己的特点，参考国内外有关研究进展，经专家多次讨论，历时 2 年，于 2010 年底完稿。

2010 年修订版《指南》坚持预防为主，防治结合的方针，提出符合我国人群特点的防治策略，从控制危险因素、早诊早治和病人规范化管理入手，加强对公众的健康教育和高血压的社区防治，努力提高人群高血压的知晓率、治疗率和控制率。

2010 年修订版《指南》保留了以往指南的合理部分，更新了部分观念，增加了儿童青少年高血压、继发性高血压等"特殊人群"章节。指出应对高血压患者全面检查评估，根据患者心血管总危险度决定治疗措施。强调高血压患者改变不良生活方式的必要性；强调长期平稳控制血压的重要性；强调降低高血压患者血压水平是减少心脑血管病的关键。

《指南》不仅适用于医疗、卫生、保健等专业人员，对患者及关注健康的公众也有指导意义。希望各级卫生行政部门、医疗卫生机构、专业团体及新闻媒体等积极宣传、推广和贯彻新《指南》，为全面推动我国高血压的防治事业，遏制心脑血管病的增长态势而共同努力！

卫生部疾病预防控制局
2010 年 3 月 11 日

前　言

　　中国高血压指南 2010 年修订版是在 2005 年的基础上，根据我国心血管病流行趋势和循证医学研究的进展，并参考了国内外最新研究成果和各国指南，广泛征求意见，由近百位专家集体讨论和编写，历时两年完成的。

　　近 20 年来，我国高血压患者的检出，治疗和控制都取得了显著的进步。对比 1991 全国高血压抽样调查和 2002 全国营养调查数据，高血压患者的知晓率由 26.3% 提高到了 30.2%，治疗率由 12.1% 提高到 24.7%，而控制率则由 2.8% 提高到 6.1%。对于有上亿高血压患者的中国，这意味着高血压患者降压药物治疗的人数十年内增加了近 3000 万，血压控制达到目标水平的人数增加了 600 万。在许多高血压防治研究社区，高血压控制率在管理人群中已达 60% 以上。同期高血压的最主要并发症 – 脑卒中死亡率也在我国部分城市中老年人口中以每年 3% 的速度平稳下降。但是，我国人群高血压患者的知晓率、治疗率和控制率与发达国家相比仍非常低，特别是经济文化发展水平较低的农村或边远地区情况尤为严重。脑卒中死亡率在农村地区已超过城市。目前我国约有 1.3 亿高血压患者不知道自己患有高血压，在已知自己患有高血压的人群中，约有 3000 万没有治疗；在接受降压治疗的患者中，有 75% 血压没有达到控制水平。我们面临的高血压防治任务仍十分艰巨。及时修订并推广高血压防治指南对于指导医护人员及基层医疗服务机构提高高血压患者的检出率，管理率及控制率，预防心脑血管疾病，及制定相应的卫生服务政策具有重要的意义。

　　修订过程中，多位专家提供了对于指南如何实施，如何切合我国国情的真知灼见。其中包括：

　　1. 对高血压防治的趋势与思考，高血压防治的整合，跨学科合作及战线前移。

　　2. 组织长期临床观察性研究以总结出适应我国人群的危险分层。

　　3. 针对我国人群 60% 为盐敏感型及饮食高钠低钾的特点建议开展限盐补钾活动，政府有关部门、学术团体和企业联合启动了以限盐为主的健康行动。

　　4. 我国有研究提示有较高比例的高血压人群中伴有高同型半胱氨酸。有研究表明叶酸可预防卒中。

　　高血压大型随机临床试验已充分说明降压可减少心血管并发症和死亡，但在修订指南中仍有许多尚待研究的问题如：降压目标及多种危险因素如何综合处理 – – 临床试验不可能全部回答，有时试验的结果互相矛盾只能依靠医者的智慧从荟萃分析或其他证据中寻找答案，如 1996 年我国林县研究发现补充叶酸与维生素 B 能降低脑血管死亡，被此后几个试验否定，最近经过再评价，叶酸已被纳入卒中预防指南。对高血压伴糖尿病，脑血管病等高危患者的降压目标有较多争议。在相关的大型临床试验研究结果面世之前，唯有经过多学科专家的认真讨论，激烈争辩，以达成共识。

　　高血压的危害性除与患者的血压水平相关外，还取决于同时存在的其他心血管病危险因素，靶器官损伤以及合并的其他疾病的情况而定。因此在高血压的定义与分类中，除仍将高血压的诊断标准定在收缩压 ≥140mmHg 和（或）舒张压 ≥90mmHg，根据血压水平分为正常、正常高值血压和 1、2、3 级高血压之外，还应根据危险因素，靶器官损害和同时合并的其他疾病进行危险分层。

危险分层是我国学者根据阜外医院和安贞医院过去长期的前瞻性队列研究，采用多因素数理统计预测方法开发了心血管病危险评估的工具，在我国人群中有较好的预测精度，且与2005年的危险分层基本相符，故本次修订中继续沿用2005年的分层方法。仍沿用2005年中国指南的方法，将高血压按危险因素、靶器官损伤及临床疾患综合评估，划分为低危、中危、高危及很高危，并依此指导医生确定治疗时机、策略与估计预后。治疗高血压的主要目的是最大限度地降低心血管发病和死亡的总危险，因此要求医生在治疗高血压的同时，干预患者所有的可逆性心血管病的危险因素，靶器官损伤和合并存在的临床疾病。对于一般高血压患者降压目标是140/90mmHg以下，对于合并糖尿病或肾病等高危病人，血压应在病人能耐受的情况下酌情降至更低一些。

群体的防治首先是提高知晓率，并根据指南的要求提高治疗率和控制率。临床医师可根据患者的病情选择钙拮抗剂、血管紧张素转换酶抑制剂或血管紧张素Ⅱ受体拮抗剂、利尿剂、β阻滞剂等几种药物的一种或两种以上药物组成的固定低剂量复方降压制剂。

对特殊人群的防治中增加了儿童高血压章节，鼓励从儿童教育入手培养健康生活方式以及及早发现易患儿童。此次修订还增加了鉴别继发性高血压的篇幅，以适应开展防治工作的需要。非瓣膜性房颤患者每年发生缺血性卒中的危险性为3%～5%，故指南也增加了房颤治疗建议；并推荐有条件时以基因诊断确定华法林剂量。

2010指南最大的挑战是推广实施，指南制订之后需要通过继续教育，解读和各种便于临床医生日常应用指南的工具得到临床实践的接纳，而进一步落实到社区和人群。还须要有政策层面的支持和协调，为此本次修订的推广计划含有更为具体的对相关政策和策略的建议，以便在有条件的社区和省市率先实施，使指南切实发挥其指导防治的作用。指南不是教科书而是重视指导和可操作性，指南还根据我国实际情况因时因地制宜地分为标准、基本和优化两个级别来推广应用。

指南修订特别是推广实施过程，为我们提供新的挑战和组织研究新课题的机遇。

今后的研究如希望能切实影响临床科学与实践，则必须包含对于心血管事件链深层次的探索，研究解决几个困扰专家和医生的有关心血管干预策略的实际问题，才能使指南与时俱进在实践中发挥作用。

指南修订委员会　主席　刘力生

目　录

附件：分级推荐

要点1　2010年中国高血压防治指南要点

1. 我国人群高血压患病率仍呈增长态势，每5个成人中就有1人患高血压；估计目前全国高血压患者至少2亿；但高血压知晓率、治疗率和控制率较低
2. 高血压是我国人群脑卒中及冠心病发病及死亡的主要危险因素。控制高血压可遏制心脑血管疾病发病及死亡的增长态势
3. 我国是脑卒中高发区。高血压的主要并发症是脑卒中，控制高血压是预防脑卒中的关键
4. 降压治疗要使血压达标，以期降低心脑血管病的发病和死亡总危险。一般高血压患者降压目标为140/90mmHg以下；在可耐受情况下还可进一步降低
5. 钙拮抗剂、ACEI、ARB、噻嗪类利尿剂、β阻滞剂以及由这些药物所组成的低剂量固定复方制剂均可作为高血压初始或维持治疗的药物选择。联合治疗有利于血压达标
6. 高血压是一种"心血管综合征"。应根据心血管总体风险，决定治疗措施。应关注对多种心血管危险因素的综合干预
7. 高血压是一种"生活方式病"，认真改变不良生活方式，限盐、限酒、控制体重，有利于预防和控制高血压
8. 关注儿童与青少年高血压，预防关口前移；重视继发性高血压的筛查与诊治
9. 加强高血压社区防治工作，定期测量血压、规范管理、合理用药，是改善我国人群高血压知晓率、治疗率和控制率的根本

一、我国人群高血压流行情况

（一）我国人群高血压患病率及其变化趋势

过去50年，我国曾进行过四次大规模高血压患病率的人群抽样调查。各次调查的总人数、年龄、诊断标准及患病率，见表1。虽然各次调查的规模、年龄和诊断标准不尽一致，但基本上较客观地反映了我国人群50年来高血压患病率的明显上升趋势。根据2002年调查数据，我国18岁以上成人高血压患病率为18.8%，按2010年我国人口的数量与结构，估计目前我国约有2亿高血压患者，每10个成年人中就有2人患有高血压，约占全球高血压总人数的1/5。

在我国高血压人群中，绝大多数是轻、中度高血压（占90%），轻度高血压占

60%以上。血压正常高值水平人群占总成年人群的比例不断增长，尤其是中青年，已经从1991年的29%增加到2002年的34%，是我国高血压患病率持续升高和患病人数剧增的主要来源。估计我国每年新增高血压患者1000万人。

表1 我国四次高血压患病率调查结果

年份（年）	调查地区	年龄（岁）	高血压诊断标准	调查人数	高血压人数	高血压患病率（%）
1958～1959	13省、市	≥15	不统一	739 204		5.11
1979～1980	29省、市、自治区	≥15	≥160/95mmHg 为确诊高血压 140～159/90～95mmHg之间为临界高血压	4 012 128	310 202	7.73
1991	30省、市、自治区	≥15	≥140/90mmHg 及两周内服用降压药者	950 356	129 039	13.58
2002	30省、市、自治区	≥18（≥15）	≥140/90mmHg 及两周内服用降压药者	272 023	51 140	18.8（17.7）

（二）我国人群高血压流行的一般规律

通常，高血压患病率随年龄增长而升高；女性在更年期前患病率略低于男性，但在更年期后迅速升高，甚至高于男性；高纬度寒冷地区患病率高于低纬度温暖地区；盐和饱和脂肪摄入越高，平均血压水平和患病率也越高。

我国人群高血压流行有两个比较显著的特点：从南方到北方，高血压患病率呈递增趋势，可能与北方年平均气温较低以及北方人群盐摄入量较高有关；不同民族之间高血压患病率也有一些差异，生活在北方或高原地区的藏族、蒙古族和朝鲜族等患病率较高，而生活在南方或非高原地区的壮族、苗族和彝族等患病率则较低，这种差异可能与地理环境、生活方式等有关，尚未发现各民族之间有明显的遗传背景差异。

（三）我国人群高血压发病的重要危险因素

1. 高钠、低钾膳食

人群中，钠盐（氯化钠）摄入量与血压水平和高血压患病率呈正相关，而钾盐摄入量与血压水平呈负相关。膳食钠/钾比值与血压的相关性甚至更强。我国14组人群研究表明，膳食钠盐摄入量平均每天增加2g，收缩压和舒张压分别增高2.0mmHg和1.2mmHg。

高钠、低钾膳食是我国大多数高血压患者发病主要的危险因素之一。我国大部分地区，人均每天盐摄入量12～15g以上。在盐与血压的国际协作研究（INTERMAP）中，反映膳食钠/钾量的24h尿钠/钾比值，我国人群在6以上，而西方人群仅为2～3。

2. 超重和肥胖

身体脂肪含量与血压水平呈正相关。人群中体重指数（BMI）与血压水平呈正相关，BMI每增加3kg/m^2，4年内发生高血压的风险，男性增加50%，女性增加57%。我国24万成人随访资料的汇总分析显示，BMI≥24kg/m^{2}者发生高血压的风险是体重正常者的3～4倍。身体脂肪的分布与高血压发生也有关。腹部脂肪聚集越多，血压水平就越高。腰围男性≥90cm或女性≥85cm，发生高血压的风险是腰围正常者的4倍以上。

随着我国社会经济发展和生活水平提高，人群中超重和肥胖的比例与人数均明显增加。在城市中年人群中，超重者的比例已达到 25% ~ 30%。超重和肥胖将成为我国高血压患病率增长的又一重要危险因素。

3. 饮酒

过量饮酒也是高血压发病的危险因素，人群高血压患病率随饮酒量增加而升高。虽然少量饮酒后短时间内血压会有所下降，但长期少量饮酒可使血压轻度升高；过量饮酒则使血压明显升高。如果每天平均饮酒 >3 个标准杯（1 个标准杯相当于 12g 酒精，约合 360g 啤酒，或 100g 葡萄酒，或 30g 白酒），收缩压与舒张压分别平均升高 3.5mmHg 与 2.1mmHg，且血压上升幅度随着饮酒量增加而增大。

在我国饮酒的人数众多，部分男性高血压患者有长期饮酒嗜好和饮烈度酒的习惯，应重视长期过量饮酒对血压和高血压发生的影响。饮酒还会降低降压治疗的疗效，而过量饮酒可诱发急性脑出血或心肌梗死。

4. 精神紧张

长期精神过度紧张也是高血压发病的危险因素，长期从事高度精神紧张工作的人群高血压患病率增加。

5. 其他危险因素

高血压发病的其他危险因素包括年龄、高血压家族史、缺乏体力活动等。除了高血压外，心血管病危险因素还包括吸烟、血脂异常、糖尿病、肥胖等。

要点 2：我国人群高血压流行情况

- 我国人群 50 年来高血压患病率呈明显上升趋势。按人口的数量与结构推算，目前我国约有 2 亿高血压患者，每 10 个成年人中有 2 人患有高血压
- 我国人群高血压流行有两个比较显著的特点：从南方到北方，高血压患病率递增；不同民族之间高血压患病率存在一些差异
- 高钠、低钾膳食是我国大多数高血压患者发病的主要危险因素之一。超重和肥胖将成为我国高血压患病率增长的又一重要危险因素
- 我国高血压患者总体的知晓率、治疗率和控制率明显较低，分别低于 50%、40% 和 10%

（四）我国高血压患者的知晓率、治疗率和控制率

高血压患者知晓率、治疗率和控制率是反映高血压流行病学和防治状况的重要指标。我国两次较大规模高血压患者知晓率、治疗率和控制率抽样调查（表 2）以及 15 组人群 1992 ~ 2005 年期间三次调查的变化，见表 3。近年来，经过全社会的共同努力，高血压知晓率、治疗率和控制率有明显进步，但仍分别低于 50%、40% 和 10%。农村低于城市；男性低于女性；经济欠发达地区低于较发达地区。

表 2 我国两次高血压患者知晓率、治疗率和控制率调查

地区	年份（年）	年龄（岁）	调查人数	高血压人数	高血压知晓率（%）	高血压治疗率（%）	高血压控制率（%）
30 省市	1991	≥15	950 356	129 039	26.3	12.1	2.8
30 省市	2002	≥18	272 023	51 104	30.2	24.7	6.1

表 3　我国 15 组人群高血压患者知晓率、治疗率和控制率的变化（1992 ~ 2005 年）

调查年份（年）	知晓率（%）	治疗率（%）	控制率（%）	治疗者控制率（%）
1992 ~ 1994	32.4	22.6	2.8	12.2
1998			5.2	19.2
2004 ~ 2005	48.4	38.5	9.5	24.0

二、高血压与心血管风险

（一）血压与心血管事件的关系

血压水平与心血管病发病和死亡的风险之间存在密切的因果关系。在全球 61 个人群（约 100 万人，40 ~ 89 岁）为基础的前瞻性观察研究荟萃分析中，平均随访 12 年，诊室收缩压或舒张压与脑卒中、冠心病事件的风险呈连续、独立、直接的正相关关系。血压从 115/75mmHg 到 185/115mmHg，收缩压每升高 20mmHg 或舒张压每升高 10mmHg，心、脑血管并发症发生的风险翻倍。

在包括中国 13 个人群的亚太队列研究（APCSC）中，诊室血压水平也与脑卒中、冠心病事件密切相关；而且，亚洲人群血压升高与脑卒中、冠心病事件的关系比澳大利亚与新西兰人群更强，每升高 10mmHg 收缩压，亚洲人群脑卒中与致死性心肌梗死风险分别增加 53% 与 31%，而澳大利亚与新西兰人群只分别增加 24% 与 21%。

长期随访发现，随着诊室血压升高，终末期肾病（ESRD）的发生率也明显增加。在重度高血压，ESRD 发生率是正常血压者的 11 倍以上，即使血压在正常高值水平也达 1.9 倍。

血压与脑卒中、冠心病事件的风险之间的正相关关系在动态血压或家庭血压监测研究中得到了进一步证实。这些研究还发现，不仅血压的平均值很重要，血压的昼夜节律以及数日、数周甚至数月、数年期间的血压变异也可独立于血压平均值预测脑卒中、冠心病事件的发生。

要点 3　高血压与心血管风险
- 不论采用哪种测量方法，诊室血压、动态血压或家庭血压，血压水平与脑卒中、冠心病事件的风险均呈连续、独立、直接的正相关关系
- 与舒张压相比，收缩压与心血管风险的关系更为密切
- 目前，冠心病事件迅速增加，但脑卒中仍是我国最主要的并发症

（二）各种血压参数与心血管事件的关系

血压参数是指收缩压（SBP）、舒张压（DBP）、平均血压（MAP）和脉压（PP）。采用常用的柯氏音/袖带法测量血压，可直接测量一个心动周期中的最高压力 SBP 与最低压力 DBP，根据 SBP 与 DBP，可进一步计算出 MAP 与 PP。因此，长期以来，直接测量的 SBP 与 DBP 是主要的评估血压的参数。但由于 MAP 及 PP 分别与外周血管阻力及大动脉弹性功能密切相关，可能具有重要的病理生理意义，因此，近来引起重视。

总体而言，在预测心血管事件方面，SBP 或 DBP 优于 MAP 或 PP；用 SBP 与 DBP 联合或 MAP 与 PP 联合优于任一单项参数；SBP 与 DBP 联合又优于 MAP 与 PP 联合。

对冠心病事件而言，在年轻人群，DBP 的预测价值高于 SBP；而在 50 岁以上人群，SBP 的预测价值开始超越 DBP；随着年龄的进一步增加，收缩压进一步升高，而舒张压则呈下降趋势，因而，脉搏压升高，并成为最强的冠心病事件预测因子。

（三）我国人群高血压与心血管风险关系的特点

我国人群监测数据显示，心脑血管死亡占总死亡人数的 40% 以上，其中高血压是首位危险因素，每年 300 万心血管死亡中至少一半与高血压有关。

人群监测数据还显示，脑卒中的年发病率为 250/10 万，冠心病事件的年发病率为 50/10 万，脑卒中发病率是冠心病事件发病率的 5 倍。在临床治疗试验中，脑卒中/心肌梗死发病比值，在我国高血压人群约 5 ~ 8 : 1，而在西方高血压人群约 1 : 1。近年来，尽管冠心病事件有上升趋势，但脑卒中发病率与冠心病事件发病率的差异仍然非常明显。这提示脑卒中是我国高血压人群最主要的心血管风险，对于制订更有效的减少我国人群心血管风险的防治策略有重要意义。

三、诊断性评估

诊断性评估的内容包括以下三方面：

（1）确定血压水平及其他心血管危险因素。

（2）判断高血压的原因，明确有无继发性高血压。

（3）寻找靶器官损害以及相关临床情况。从而做出高血压病因的鉴别诊断和评估患者的心血管风险程度，以指导诊断与治疗。

（一）病史

应全面详细了解患者病史，包括以下内容。

（1）家族史：询问患者有无高血压、糖尿病、血脂异常、冠心病、脑卒中或肾脏病的家族史。

（2）病程：患高血压的时间，血压最高水平，是否接受过降压治疗及其疗效与副作用。

（3）症状及既往史：目前及既往有无冠心病、心力衰竭、脑血管病、外周血管病、糖尿病、痛风、血脂异常、支气管哮喘、睡眠呼吸暂停综合征、性功能异常和肾脏疾病等症状及治疗情况。

（4）有无提示继发性高血压的症状：例如肾炎史或贫血史，提示肾实质性高血压；有无肌无力、发作性软瘫等低血钾表现，提示原发性醛固酮增多症；有无阵发性头痛、心悸、多汗提示嗜铬细胞瘤。

（5）生活方式：膳食脂肪、盐、酒摄入量，吸烟支数，体力活动量以及体重变化等情况。

（6）药物引起高血压：是否服用使血压升高的药物，例如口服避孕药、甘珀酸（生胃酮）、滴鼻药、可卡因、安非他明、类固醇、非甾体类抗炎药、促红细胞生长素、环孢菌素以及中药甘草等。

（7）心理社会因素：包括家庭情况、工作环境、文化程度及有无精神创伤史。

（二）体格检查

仔细的体格检查有助于发现继发性高血压线索和靶器官损害情况，体格检查包括：正确测量血压和心率，必要时测定立卧位血压和四肢血压；测量体重指数（BMI）、腰围及臀围；观察有无库欣面容、神经纤维瘤性皮肤斑、甲状腺功能亢进性突眼征或下肢水肿；听诊颈动脉、胸主动脉、腹部动脉和股动脉有无杂音；触诊甲状腺；全面的心肺检查；检查腹部有无肾脏增大（多囊肾）或肿块，检查四肢动脉搏动和神经系统体征。

（三）实验室检查

基本项目：血生化（钾、空腹血糖、血清总胆固醇、甘油三酯、高密度脂蛋白胆固醇、低密度脂蛋白胆固醇和尿酸、肌酐）；全血细胞计数、血红蛋白和血细胞比容；尿液分析（尿蛋白、糖和尿沉渣镜检）；心电图。

推荐项目：24h 动态血压监测（ABPM）、超声心动图、颈动脉超声、餐后血糖（当空腹血糖≥6.1mmol 时测定）、同型半胱氨酸、尿白蛋白定量（糖尿病患者必查项目）、尿蛋白定量（用于尿常规检查蛋白阳性者）、眼底、胸片、脉搏波传导速度（PWV）以及踝臂血压指数（ABI）等。

选择项目：对怀疑继发性高血压患者，根据需要可以分别选择以下检查项目：血浆肾素活性、血和尿醛固酮、血和尿皮质醇、血游离甲氧基肾上腺素（MN）及甲氧基去甲肾上腺素（NMN）、血和尿儿茶酚胺、动脉造影、肾和肾上腺超声、CT 或 MRI、睡眠呼吸监测等。对有合并症的高血压患者，进行相应的脑功能、心功能和肾功能检查。

要点4　高血压患者诊断性评估
- 确定血压水平及其他心血管危险因素
- 判断高血压的原因，明确有无继发性高血压
- 寻找靶器官损害以及相关临床情况

（四）血压测量

血压测量是评估血压水平、诊断高血压以及观察降压疗效的主要手段。目前，在临床和人群防治工作中，主要采用诊室血压、动态血压以及家庭血压三种方法。

诊室血压由医护人员在诊室按统一规范进行测量，目前仍是评估血压水平和临床诊断高血压并进行分级的常用方法。动态血压监测（ABPM）则通常由自动的血压测量仪器完成，测量次数较多，无测量者误差，可避免白大衣效应，并可测量夜间睡眠期间的血压，因此，既可更准确地测量血压，也可评估血压短时变异和昼夜节律。家庭血压监测（HBPM）通常由被测量者自我完成，这时又称自测血压或家庭自测血压，但也可由家庭成员等协助完成。因为测量在熟悉的家庭环境中进行，因而，也可以避免白大衣效应。家庭血压监测还可用于评估数日、数周甚至数月、数年血压的长期变异或降压治疗效应，而且有助于增强患者的参与意识，改善患者的治疗依从性。

诊室血压与动态血压相比更易实现，与家庭血压相比更易控制质量，因此，仍是目前评估血压水平的主要方法。但如果能够进行 24h 动态血压监测，可以 24h 动态血压为诊治依据。

1. 诊室血压

具体方法和要求如下：

（1）选择符合计量标准的水银柱血压计，或者经过验证（BHS 和 AAMI、ESH）的电子血压计。

（2）使用大小合适的气囊袖带，气囊至少应包裹 80% 上臂。大多数成年人的臂围 25～35cm，可使用气囊长 22～26cm、宽 12cm 的标准规格袖带（目前国内商品水银柱血压计的气囊的规格：长 22cm，宽 12cm）。肥胖者或臂围大者应使用大规格气囊袖带；儿童应使用小规格气囊袖带。

（3）测血压前，受试者应至少坐位安静休息 5min，30min 内禁止吸烟或饮咖啡，排空膀胱。

要点 5　血压测量的步骤

- 要求受试者坐位安静休息 5min 后开始测量
- 选择定期校准的水银柱血压计，或者经过验证的电子血压计，使用气囊长 22～26cm、宽 12cm 的标准规格袖带
- 测量坐位时的上臂血压，上臂应置于心脏水平
- 以 Korotkoff 第 I 音和第 V 音（消失音）确定收缩压和舒张压水平。至少间隔 1～2min 测量两次，若两次测量结果差别比较大（5mmHg 以上），应再次测量
- 首诊时要测量两上臂血压，以后通常测量较高读数一侧的上臂血压
- 对疑似有直立性低血压，应测量直立位后血压
- 在测量血压的同时，应测定脉率

（4）受试者取坐位，最好坐靠背椅，裸露上臂，上臂与心脏处在同一水平。如果怀疑外周血管病，首次就诊时应测量左、右上臂血压，以后通常测量较高读数一侧的上臂血压。特殊情况下可以取卧位或站立位。老年人、糖尿病患者及出现直立性低血压情况者，应加测站立位血压。站立位血压应在卧位改为站立位后 1min 和 5min 时测量。

（5）将袖带紧贴缚在被测者的上臂，袖带的下缘应在肘弯上 2.5cm。将听诊器探头置于肱动脉搏动处。

（6）使用水银柱血压计测压时，快速充气，使气囊内压力达到桡动脉搏动消失后，再升高 30mmHg，然后以恒定的速率（2～6mmHg/s）缓慢放气。心率缓慢者，放气速率应更慢些。获得舒张压读数后，快速放气至零。

（7）在放气过程中仔细听取柯氏音，观察柯氏音第 I 时相（第一音）和第 V 时相（消失音）水银柱凸面的垂直高度。收缩压读数取柯氏音第 I 时相，舒张压读数取柯氏音第 V 时相。<12 岁以下儿童、妊娠妇女、严重贫血、甲状腺功能亢进、主动脉瓣关闭不全及柯氏音不消失者，可以柯氏音第 IV 时相（变音）为舒张压。

（8）血压单位在临床使用时采用毫米汞柱（mmHg），在我国正式出版物中注明毫米汞柱与千帕斯卡（kPa）的换算关系，1mmHg＝0.133kPa。

（9）应相隔 1～2min 重复测量，取 2 次读数的平均值记录。如果收缩压或舒张压的 2 次读数相差 5mmHg 以上，应再次测量，取 3 次读数的平均值记录。

（10）使用水银柱血压计测压读取血压数值时，末位数值只能为 0、2、4、6、8，不能出现 1、3、5、7、9，并应注意避免末位数偏好。

2. 动态血压

具体使用方法和指征如下：

（1）使用经 BHS、AAMI 和（或）ESH 方案验证的动态血压监测仪，并每年至少 1 次与水银柱血压计进行读数校准，采用 Y 或 T 型管与袖带连通，两者的血压平均读数应 <5mmHg。

（2）测压间隔时间可选择 15、20 或 30min。通常夜间测压间隔时间可适当延长至 30min。血压读数应达到应测次数的 80% 以上，最好每小时有至少 1 个血压读数。

（3）目前动态血压监测的常用指标是 24h、白天（清醒活动）和夜间（睡眠）的平均收缩压与舒张压水平，夜间血压下降百分率以及清晨时段血压的升高幅度（晨峰）。24h、白天与夜间血压的平均值反映不同时段血压的总体水平，是目前采用 24h 动态血压诊断高血压的主要依据，其诊断标准包括：24h≥130/80mmHg，白天≥135/85mmHg，夜间≥120/70mmHg。夜间血压下降百分率：（白天平均值 – 夜间平均值）/白天平均值。10%～20%：杓型；<10%：非杓型。收缩压与舒张压不一致时，以收缩压为准。

血压晨峰：起床后 2h 内的收缩压平均值 – 夜间睡眠时的收缩压最低值（包括最低值在内 1h 的平均值），≥35mmHg 为晨峰血压增高。

此外，通过计算 24h 监测的收缩压与舒张压之间的关系，可评估大动脉的弹性功能，预测心血管事件特别是脑卒中风险。

（4）动态血压监测也可用于评估降压疗效。主要观察 24h、白天和夜间的平均收缩压与舒张压是否达到治疗目标，即 24h 血压 130/80mmHg，白天血压 135/85mmHg，且夜间血压 120/70mmHg。

（5）动态血压监测可诊断白大衣性高血压，发现隐蔽性高血压，检查顽固难治性高血压的原因，评估血压升高程度、短时变异和昼夜节律等。随着其价格的下降，动态血压监测将在临床工作中更广泛应用。

3. 家庭血压

家庭血压监测需要选择合适的血压测量仪器，并进行血压测量知识与技能培训：

（1）使用经过验证的上臂式全自动或半自动电子血压计（BHS 和 AAMI、ESH）。

（2）家庭血压值一般低于诊室血压值，高血压的诊断标准为≥135/85mmHg，与诊室血压的 140/90mmHg 相对应。

（3）测量方案：目前还没有一致方案。一般情况建议，每天早晨和晚上测量血压，每次测 2～3 遍，取平均值；血压控制平稳者，可每周 1 天测量血压。对初诊高血压或血压不稳定的高血压患者，建议连续家庭测量血压 7 天（至少 3 天），每天早晚各一次，每次测量 2～3 遍，取后 6 天血压平均值作为参考值。

（4）家庭血压适用于：一般高血压患者的血压监测；白大衣高血压识别；难治性高血压的鉴别；评价长时血压变异；辅助降压疗效评价；预测心血管风险及预后等。

（5）最好能够详细记录每次测量血压的日期、时间以及所有血压读数，而不是只记录平均值。应尽可能向医生提供完整的血压记录。

（6）家庭血压监测是观察数日、数周甚至数月、数年间长期变异情况的可行方法，未来通过无线通讯与互联网为基础的远程控制系统将可实现血压的实时、数字化监测。

（7）对于精神高度焦虑患者，不建议自测血压。

要点6　各种血压测量方法评价
- 诊室血压目前仍是临床诊断高血压和分级的常用方法
- 动态血压监测不仅用于高血压的诊断评估，还可：
    - 诊断白大衣性高血压
    - 发现隐蔽性高血压
    - 检查顽固难治性高血压的原因
    - 评估血压升高程度、短时变异和昼夜节律
- 家庭血压监测不仅可测量长期血压变异，也可避免白大衣效应。并可了解患者生活常态下血压情况；改善治疗依从性

（五）评估靶器官损害

高血压患者靶器官损伤（心、脑、肾、血管等）的识别，对于评估患者心血管风险，早期积极治疗具有重要意义。在高血压到最终发生心血管事件的整个疾病过程中，亚临床靶器官损伤是极其重要的中间环节。采用相对简便、花费较少、易于推广的检查手段，在高血压患者中检出无症状性亚临床靶器官损害是高血压诊断评估的重要内容。

1. 心脏

心电图检查可以发现左心室肥厚、心肌缺血、心脏传导阻滞或心律失常。近来有报道，aVL 导联 R 波电压与左心室重量指数密切相关，甚至在高血压不伴有心电图左心室肥厚时，也可以预测心血管事件的发生。胸部 X 线检查，可以了解心脏轮廓、大动脉及肺循环情况。超声心动图，在诊断左心室肥厚和舒张期心力衰竭方面优于心电图。必要时采用其他诊断方法：心脏磁共振成像（MRI）和磁共振血管造影（MRA），计算机断层扫描冠状动脉造影（CTA），心脏同位素显像，运动试验或冠状动脉造影等。

2. 血管

颈动脉内膜中层厚度（IMT）和粥样斑块可独立于血压水平预测心血管事件。大动脉硬度增加预测并评估心血管风险的证据日益增多。多项研究证实，脉搏波传导速度（PWV）增快是心血管事件的独立预测因素。踝/臂血压指数（ABI），能有效筛查外周动脉疾病，评估心血管风险。

3. 肾脏

肾脏损害主要根据血清肌酐升高，估算的肾小球滤过率（eGFR）降低或尿白蛋白排出量（UAE）增加。微量白蛋白尿，已被证实是心血管事件的独立预测因素。高血压患者尤其合并糖尿病患者应定期检查尿白蛋白排泄量，24h 尿白蛋白排泄量或晨尿白蛋白/肌酐比值为最佳，随机尿白蛋白/肌酐比值也可接受。估算的肾小球滤过率（eGFR）是一项判断肾脏功能的简便而且敏感的指标，可采用"肾脏病膳食改善试验（MDRD）"公式，或者我国学者提出的 MDRD 改良公式来计算。eGFR 降低与心血管事件发生之间存在着强相关性。血清尿酸水平增高，对心血管风险可能也有一定预测价值。

4. 眼底

视网膜动脉病变可反映小血管病变情况。常规眼底镜检查的高血压眼底改变，按 Keith - Wagener 和 Backer 四级分类法，3 级或 4 级高血压眼底对判断预后有价值。高分辨率眼底成像系统有望成为检查眼底小血管病变的工具。

5. 脑

头颅 MRA 或 CTA 有助于发现腔隙性病灶或脑血管狭窄、钙化和斑块病变。经颅多普勒超声（TCD）对诊断脑血管痉挛、狭窄或闭塞有一定帮助。目前认知功能的筛查评估主要采用简易精神状态量表（MMSE）。

要点 7　高血压分类与分层

- 高血压定义为：在未使用降压药物的情况下，收缩压≥140mmHg 和（或）舒张压≥90mmHg
- 根据血压升高水平，又进一步将高血压分为 1 级，2 级和 3 级。一般需要非同日测量 2~3 次来判断血压升高及其分级，尤其对于轻、中度血压升高
- 心血管风险分层根据血压水平、心血管危险因素、靶器官损害、临床并发症和糖尿病分为低危、中危、高危和很高危四个层次
- 3 级高血压伴 1 项及以上危险因素；合并糖尿病；临床心、脑血管病或慢性肾脏疾病等并发症，属于心血管风险很高危患者

四、高血压分类与分层

（一）按血压水平分类

目前我国采用正常血压（收缩压＜120mmHg 和舒张压＜80mmHg）、正常高值 ［收缩压 120~139mmHg 和（或）舒张压 80~89mmHg］ 和高血压 ［收缩压≥140mmHg 和（或）舒张压≥90mmHg］ 进行血压水平分类。以上分类适用于男、女性，18 岁以上任何年龄的成人。

将血压水平 120~139/80~89mmHg 定为正常高值，是根据我国流行病学调查研究数据的结果确定。血压水平 120~139/80~89mmHg 的人群，10 年后心血管风险比血压水平 110/75mmHg 的人群增加 1 倍以上；血压 120~129/80~84mmHg 和 130~139/85~89mmHg 的中年人群，10 年后分别有 45% 和 64% 成为高血压患者。

高血压定义为：在未使用降压药物的情况下，非同日 3 次测量血压，收缩压≥140mmHg 和（或）舒张压≥90mmHg。收缩压≥140mmHg 和舒张压＜90mmHg 为单纯性收缩期高血压。患者既往有高血压史，目前正在使用降压药物，血压虽然低于 140/90mmHg，也诊断为高血压。根据血压升高水平，又进一步将高血压分为 1 级、2 级和 3 级（见表 4）。

表 4　血压水平分类和定义

分类	收缩压（mmHg）		舒张压（mmHg）
正常血压	＜120	和	＜80
正常高值	120~139	和（或）	80~89
高血压：	≥140	和（或）	≥90
1 级高血压（轻度）	140~159	和（或）	90~99
2 级高血压（中度）	160~179	和（或）	100~109
3 级高血压（重度）	≥180	和（或）	≥110
单纯收缩期高血压	≥140	和	＜90

当收缩压和舒张压分属于不同级别时，以较高的分级为准。

由于诊室血压测量的次数较少，血压又具有明显波动性，在不能进行 24h 动态血压监测时，需要数周内多次测量来判断血压升高情况，尤其对于轻、中度血压升高。如有条件，应进行 24h 动态血压监测或家庭血压监测。

（二）按心血管风险分层

脑卒中、心肌梗死等严重心脑血管事件是否发生、何时发生难以预测，但发生心脑血管事件的风险水平不仅可以评估，也应该评估。高血压及血压水平是影响心血管事件发生和预后的独立危险因素，但是并非唯一决定因素。大部分高血压患者还有血压升高以外的心血管危险因素。因此，高血压患者的诊断和治疗不能只根据血压水平，必须对患者进行心血管风险的评估并分层。高血压患者的心血管风险分层，有利于确定启动降压治疗的时机，有利于采用优化的降压治疗方案，有利于确立合适的血压控制目标，有利于实施危险因素的综合管理。

本指南仍采用 2005 年指南的分层原则和基本内容，将高血压患者按心血管风险水平分为低危、中危、高危和很高危四个层次，见表 5。

表 5　高血压患者心血管风险水平分层

其他危险因素和病史	血压（mmHg）		
	1 级高血压 SBP 140～159 或 DBP 90～99	2 级高血压 SBP 160～179 或 DBP 100～109	3 级高血压 SBP≥180 或 DBP≥110
无	低危	中危	高危
1～2 个其他危险因素	中危	中危	很高危
≥3 个其他危险因素或靶器官损害	高危	高危	很高危
临床并发症或合并糖尿病	很高危	很高危	很高危

根据以往我国高血压防治指南实施情况和有关研究进展，对影响风险分层的内容作了部分修改，见表 6。将糖耐量受损和（或）空腹血糖异常列为影响分层的心血管危险因素；将判定腹型肥胖的腰围标准改为：男性≥90cm 女性≥85cm；将估算的肾小球滤过率降低（eGFR）＜60ml/min/1.73m² 、颈－股动脉脉搏波速度＞12m/s 和踝/臂血压指数＜0.9 列为影响分层的靶器官损害指标。

五、高血压的治疗

（一）治疗目标

目前，全国统一的医疗服务与保障体系尚未建成，而各省、市、自治区之间的经济与社会发展水平又存在很大差异，因此，本指南设定标准、基本两个治疗目标。

标准目标：对检出的高血压患者，在非药物治疗的基础上，使用本指南推荐的起始与维持抗高血压药物，特别是那些每日 1 次使用能够控制 24h 血压的降压药物，使血压达到治疗目标，同时，控制其他的可逆性危险因素，并对检出的亚临床靶器官损害和临床疾病进行有效干预。

表6　影响高血压患者心血管预后的重要因素

心血管危险因素	靶器官损害（TOD）	伴临床疾患
• 高血压（1~3级） • 男性>55岁；女性>65岁 • 吸烟 • 糖耐量受损（2小时血糖7.8~11.0mmol/L）和（或）空腹血糖异常（6.1~6.9mmol/L） • 血脂异常 　TC≥5.7mmol/L（220mg/dl）或 　LDL-C>3.3mmol/L（130mg/dl）或 　HDL-C<1.0mmol/L（40mg/dl） • 早发心血管病家族史（一级亲属发病年龄<50岁） • 腹型肥胖（腰围：男性≥90cm；女性≥85cm）或肥胖（BMI≥28kg/m²） • 高同型半胱氨酸 　>10mol/L	• 左心室肥厚 　心电图： 　Sokolow-Lyons>38mV或 　Cornell>2440mm·mms 　超声心动图LVMI： 　男≥125，女≥120g/m² • 颈动脉超声IMT>0.9mm或动脉粥样斑块 • 颈-股动脉脉搏波速度>12m/s（*选择使用） • 踝/臂血压指数<0.9（*选择使用） • 估算的肾小球滤过率降低[eGFR<60ml/（min·1.73m²）]或血清肌酐轻度升高： 　男性115~133mol/L（1.3~1.5mg/dl） 　女性107~124mol/L（1.2~1.4mg/dl） • 微量白蛋白尿： 　30~300mg/24h或白蛋白/肌酐比：≥30mg/g（3.5mg/mmol）	• 脑血管病： 　脑出血 　缺血性脑卒中 　短暂性脑缺血发作 • 心脏疾病： 　心肌梗死史 　心绞痛 　冠状动脉血运重建史 　充血性心力衰竭 • 肾脏疾病： 　糖尿病肾病 　肾功能受损 　血肌酐： 　　男性>133mol/L（1.5mg/dl） 　　女性>124mol/L（1.4mg/dl） 　蛋白尿（>300mg/24h） • 外周血管疾病 • 视网膜病变： 　出血或渗出 　视乳头水肿 • 糖尿病 　空腹血糖：≥7.0mmol/L（126mg/dl） 　餐后血糖：≥11.1mmol/L（200mg/dl） 　糖化血红蛋白：（HbA1c）≥6.5%

TC：总胆固醇；LDL-C：低密度脂蛋白胆固醇；HDL-C：高密度脂蛋白胆固醇；LVMI：左心室质量指数；IMT：颈动脉内膜中层厚度；BMI：体质量指数。

基本目标：对检出的高血压患者，在非药物治疗的基础上，使用国家食品与药品监督管理局审核批准的任何安全有效的抗高血压药物，包括短效药物每日2~3次使用，使血压达到治疗目标，同时，尽可能控制其他的可逆性危险因素，并对检出的亚临床靶器官损害和临床疾病进行有效干预。

高血压治疗的基本原则：

● 高血压是一种以动脉血压持续升高为特征的进行性"心血管综合征"，常伴有其他危险因素、靶器官损害或临床疾患，需要进行综合干预。

● 抗高血压治疗包括非药物和药物两种方法，大多数患者需长期、甚至终身坚持治疗。

● 定期测量血压；规范治疗，改善治疗依从性，尽可能实现降压达标；坚持长期平稳有效地控制血压。

治疗高血压的主要目的是最大程度地降低心脑血管并发症发生和死亡的总体危险，因此，应在治疗高血压的同时，干预所有其他的可逆性心血管危险因素（如吸烟、高胆固醇血症或糖尿病等），并适当处理同时存在的各种临床情况。危险因素越多，其程度越严重，若还兼有临床情况，则心血管病的绝对危险就越高，对这些危险因素的干预力度也应越大。

心血管危险与血压之间的关系在很大范围内呈连续性，即便在低于140/90mmHg的所谓正常血压范围内也没有明显的最低危险阈值。因此，应尽可能实现降压达标。

最近，对既往的抗高血压临床试验进行汇总分析后发现，在高危患者中，虽然经过降压、调脂及其他危险因素的干预，患者的心血管"残余危险"仍然很高。为了改变这种局面，需要进行更早期的有效干预，即对低、中危患者进行更积极治疗，并对检出的各种亚临床靶器官损害进行有效治疗，以预防或延缓此类患者的疾病发展进入高危阶段。

对血压处于正常高值范围的人群，降压治疗可以预防或延缓高血压发生，但降压治疗是否能够降低心脑血管并发症的风险，尚需进行大规模临床试验研究。

要点7　治疗目标
- 高血压患者的主要治疗目标是最大程度地降低心血管并发症发生与死亡的总体危险
  需要治疗所有可逆性心血管危险因素、亚临床靶器官损害以及各种并存的临床疾病
- 降压目标：在患者能耐受的情况下，逐步降压达标。一般高血压患者，应将血压（收缩压/舒张压）降至140/90mmHg以下；65岁及以上的老年人的收缩压应控制在150mmHg以下，如能耐受还可进一步降低；伴有肾脏疾病、糖尿病或病情稳定的冠心病的高血压患者治疗更宜个体化，一般可以将血压降至130/80mmHg以下，脑卒中后的高血压患者一般血压目标为<140/90mmHg。处于急性期的冠心病或脑卒中患者，应按照相关指南进行血压管理
- 舒张压低于60mmHg的冠心病患者，应在密切监测血压的情况下逐渐实现降压达标

高血压患者的降压目标：在患者能耐受的情况下，逐步降压达标。一般高血压患者，应将血压（收缩压/舒张压）降至140/90mmHg以下；65岁及以上的老年人的收缩压应控制在150mmHg以下，如能耐受还可进一步降低；伴有肾脏疾病、糖尿病或病情稳定的冠心病的高血压患者治疗更宜个体化，一般可以将血压降至130/80mmHg以下，脑卒中后的高血压患者一般血压目标为<140/90mmHg。处于急性期的冠心病或脑卒中患者，应按照相关指南进行血压管理。舒张压低于60mmHg的冠心病患者，应在密切监测血压的情况下逐渐实现降压达标。

（二）治疗策略

按低危、中危、高危及很高危分层。

应全面评估患者的总体危险，并在危险分层的基础上作出治疗决策。

很高危病人：立即开始对高血压及并存的危险因素和临床情况进行综合治疗。

高危病人：立即开始对高血压及并存的危险因素和临床情况进行药物治疗。

中危病人：先对患者的血压及其他危险因素进行为期数周的观察，评估靶器官损害情况，然后，决定是否以及何时开始药物治疗。

低危病人：对患者进行较长时间的观察，反复测量血压，尽可能进行24h动态血

压监测，评估靶器官损害情况，然后，决定是否以及何时开始药物治疗。

初诊高血压患者的评估及监测程序见图1。

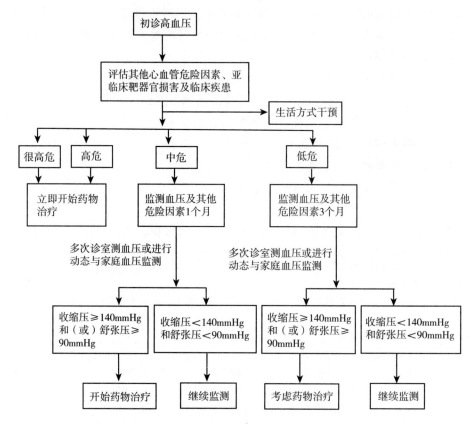

注明：动态血压的高血压诊断标准为24h平均值收缩压≥130mmHg或舒张压≥80mmHg,或家庭自测血压平均值收缩压≥135mmHg或舒张压≥85mmHg。

图1　初诊高血压患者的评估及监测程序

（三）非药物治疗（生活方式干预）

在本指南中，非药物治疗主要指生活方式干预，即去除不利于身体和心理健康的行为和习惯。它不仅可以预防或延迟高血压的发生，还可以降低血压，提高降压药物的疗效，从而降低心血管风险。

要点8　健康的生活方式

● 健康的生活方式，在任何时候，对任何高血压患者（包括正常高值血压），都是有效的治疗方法，可降低血压、控制其他危险因素和临床情况
● 生活方式干预降低血压和心血管危险的作用肯定，所有患者都应采用，主要措施包括：

　　—减少钠盐摄入，增加钾盐摄入；

　　—控制体重；

　　—不吸烟；

　　—不过量饮酒；

　　—体育运动；

　　—减轻精神压力，保持心理平衡

1. 减少钠盐摄入

钠盐可显著升高血压以及高血压的发病风险，而钾盐则可对抗钠盐升高血压的作用。我国各地居民的钠盐摄入量均显著高于目前世界卫生组织每日应少于6g的推荐，而钾盐摄入则严重不足，因此，所有高血压患者均应采取各种措施，尽可能减少钠盐的摄入量，并增加食物中钾盐的摄入量。主要措施包括：

- 尽可能减少烹调用盐，建议使用可定量的盐勺；
- 减少味精、酱油等含钠盐的调味品用量；
- 少食或不食含钠盐量较高的各类加工食品，如咸菜、火腿、香肠以及各类炒货；
- 增加蔬菜和水果的摄入量；
- 肾功能良好者，使用含钾的烹调用盐。

2. 控制体重

超重和肥胖是导致血压升高的重要原因之一，而以腹部脂肪堆积为典型特征的中心性肥胖还会进一步增加高血压等心血管与代谢性疾病的风险，适当降低升高的体重，减少体内脂肪含量，可显著降低血压。

衡量超重和肥胖最简便和常用的生理测量指标是体质指数［计算公式为：体重（公斤）÷［身高（米）^{2}］和腰围。前者通常反映全身肥胖程度，后者主要反映中心型肥胖的程度。成年人正常体质指数为 $18.5 \sim 23.9 kg/m^2$，在 $24 \sim 27.9 kg/m^2$ 为超重，提示需要控制体重；$BMI \geqslant 28 kg/m^2$ 为肥胖，应减重。成年人正常腰围 $< 90/85 cm$（男/女），如腰围 $\geqslant 90/85 cm$（男/女），同样提示需控制体重，如腰围 $\geqslant 95/90 cm$（男/女），也应减重。

最有效的减重措施是控制能量摄入和增加体力活动。在饮食方面要遵循平衡膳食的原则，控制高热量食物（高脂肪食物、含糖饮料及酒类等）的摄入，适当控制主食（碳水化合物）用量。在运动方面，规律的、中等强度的有氧运动是控制体重的有效方法。减重的速度因人而异，通常以每周减重 $0.5 \sim 1 kg$ 为宜。对于非药物措施减重效果不理想的重度肥胖患者，应在医生指导下，使用减肥药物控制体重。

3. 不吸烟

吸烟是一种不健康行为，是心血管病和癌症的主要危险因素之一。被动吸烟也会显著增加心血管疾病危险。吸烟可导致血管内皮损害，显著增加高血压患者发生动脉粥样硬化性疾病的风险。戒烟的益处十分肯定，而且任何年龄戒烟均能获益。烟草依赖是一种慢性成瘾性疾病，不仅戒断困难，复发率也很高。因此，医生应强烈建议并督促高血压患者戒烟，并鼓励患者寻求药物辅助戒烟（使用尼古丁替代品、安非他酮缓释片和伐尼克兰等），同时也应对戒烟成功者进行随访和监督，避免复吸。

4. 限制饮酒

长期大量饮酒可导致血压升高，限制饮酒量则可显著降低高血压的发病风险。我国男性长期大量饮酒者较多，在畲族等几个少数民族女性也有饮酒的习惯。所有研究者均应控制饮酒量。每日酒精摄入量男性不应超过25g；女性不应超过15g。不提倡高血压患者饮酒，如饮酒，则应少量：白酒、葡萄酒（或米酒）与啤酒的量分别少于每天 50ml、100ml、300ml。

5. 体育运动

一般的体力活动可增加能量消耗，对健康十分有益。而定期的体育锻炼则可产生重要的治疗作用，可降低血压、改善糖代谢等。因此，建议每天应进行适当的 30min 左右的体力活动；而每周则应有 1 次以上的有氧体育锻炼，如步行、慢跑、骑车、游泳、做健美操、跳舞和非比赛性划船等。典型的体力活动计划包括三个阶段：①5 ~ 10min 的轻度热身活动；②20 ~ 30min 的耐力活动或有氧运动；③放松阶段，约 5min，逐渐减少用力，使心脑血管系统的反应和身体产热功能逐渐稳定下来。运动的形式和运动量均应根据个人的兴趣、身体状况而定。

根据上述建议防治高血压非药物措施归纳于表 7。

表 7 高血压非药物治疗措施及效果

内容	目标	手段措施	收缩压下降范围
减少钠盐摄入	每人每日食盐量逐步降至 6g	①日常生活中食盐主要来源为腌制、卤制、泡制的食品以及烹饪用盐，应尽量少用上述食品。②建议在烹调时尽可能用量具（如盐勺）称量加用的食盐。③用替代产品，如代用盐、食醋等	2 ~ 8mmHg
规律运动	强度：中等量；每周 3 ~ 5 次；每次持续 30min 左右	①运动的形式可以根据自己的爱好灵活选择，步行、快走、慢跑、游泳、气功、太极拳等均可。②应注意量力而行，循序渐进。运动的强度可通过心率来反映，可参考脉率公式。③目标对象为没有严重心血管病的患者	4 ~ 9mmHg
合理膳食	营养均衡	①食用油，包括植物油（素油）每人 <0.5 两日。②少吃或不吃肥肉和动物内脏。③其他动物性食品也不应超过 25 ~ 50g/d。④多吃蔬菜，每日 400 ~ 500g，水果 100g。⑤每人每周可吃蛋类 5 个。⑥适量豆制品或鱼类；奶类每日 250g	8 ~ 14mmHg
控制体重	BMI（kg/m^2）<24；腰围：男性 <90cm；女性 <85cm	①减少总的食物摄入量。②增加足够的活动量。③肥胖者若非药物治疗效果不理想，可考虑辅助用减肥药物	5 ~ 20mmHg/减重 10kg
戒烟	彻底戒烟；避免被动吸烟	①宣传吸烟危害与戒烟的益处。②为有意戒烟者提供戒烟帮助。一般推荐采用突然戒烟法，在戒烟日完全戒烟。③戒烟咨询与戒烟药物结合。④公共场所禁烟，避免被动吸烟	—
限制饮酒	每天白酒 <1 两、葡萄酒 <2 两、啤酒 <5 两	①宣传过量饮酒的危害；过量饮酒易患高血压。②高血压患者不提倡饮酒；如饮酒，则少量。③酗酒者逐渐减量；酒瘾严重者，可借助药物	2 ~ 4mmHg

6. 减轻精神压力，保持心理平衡

心理或精神压力引起心理应激（反应），即人体对环境中心理和生理因素的刺激作出的反应。长期、过量的心理反应，尤其是负性的心理反应会显著增加心血管风险。精神压力增加的主要原因包括过度的工作和生活压力以及病态心理，包括抑郁症、焦虑症、A 型性格（一种以敌意、好胜和妒忌心理及时间紧迫感为特征的性格）、社会孤立和缺乏社会支持等。应采取各种措施，帮助患者预防和缓解精神压力以及纠正和治疗病态心理，必要时建议患者寻求专业心理辅导或治疗。

（四）高血压的药物治疗

1. 降压的目的和平稳达标

（1）降压治疗的目的：对高血压患者实施降压药物治疗的目的是，通过降低血压，有效预防或延迟脑卒中、心肌梗死、心力衰竭、肾功能不全等心脑血管并发症发生；

有效控制高血压的疾病进程，预防高血压急症、亚急症等重症高血压发生。较早进行的以舒张压（≥90mmHg）为入选标准的降压治疗试验显示，舒张压每降低5mmHg（收缩压降低10mmHg）可使脑卒中和缺血性心脏病的风险分别降低40%和14%；稍后进行的单纯收缩期高血压（收缩压≥160mmHg，舒张压<90mmHg）降压治疗试验显示，收缩压每降低10mmHg（4mmHg）可使脑卒中和缺血性心脏病的风险分别降低30%和23%。

（2）降压达标的方式：将血压降低到目标水平，可以显著降低心脑血管并发症的风险。但在达到上述治疗目标后，进一步降低血压是否仍能获益，尚不确定。有研究显示，将冠心病患者的舒张压降低到60mmHg以下时，可能会增加心血管事件的风险。

应及时将血压降低到上述目标血压水平，但并非越快越好。大多数高血压患者应根据病情在数周至数月内将血压逐渐降至目标水平。年轻、病程较短的高血压患者，降压速度可快一点；但老年人、病程较长或已有靶器官损害或并发症的患者，降压速度则应慢一点。

（3）降压药物治疗的时机：高危、很高危或3级高血压患者，应立即开始降压药物治疗。确诊的2级高血压患者，应考虑开始药物治疗；1级高血压患者，可在生活方式干预数周后，血压仍≥140/90mmHg时，再开始降压药物治疗。

2. 降压治疗的临床试验证据

以心脑血管并发症为主要研究目标的随机对照的降压治疗临床试验为高血压的治疗与管理建立了理论基础。自20世纪50年代以来的半个多世纪中，在全世界范围内进行了数十个以高血压患者为研究对象的临床试验，大致可以分为4种类型。较早期的降压治疗试验，主要研究积极降压治疗与安慰剂或不治疗对比是否能够显著降低心脑血管并发症的风险，这些研究一致显示，降压治疗通过降低血压可以显著降低各种类型的高血压患者发生心脑血管并发症的风险。这是我们治疗与管理各种类型的高血压最重要的理论基础。

在此基础上，进行了多个不同种类的药物之间进行对比的临床试验，主要探讨较新的降压药物如钙拮抗剂（CCB）、血管紧张素转化酶抑制剂（ACEI）、血管紧张素受体拮抗剂（ARB）等与传统的降压药物如噻嗪类利尿剂、β受体阻断剂相比，是否能够更有效预防心脑血管并发症，这些临床试验的结果显示，降低血压是这些降压药物减少心脑血管并发症的最主要原因，药物之间的差别总体很小，但就特定并发症而言仍有差别。

不同联合治疗试验结果也有差异。氯沙坦干预以减少高血压终点研究（LIFE）随机治疗伴左室肥厚的高血压患者，结果表明氯沙坦±氢氯噻嗪比阿替洛尔±氢氯噻嗪组显著降低复合心血管事件。北欧心脏结局研究（ASCOT－BPLA）结果表明氨氯地平±培哚普利组与阿替洛尔±氟苄噻嗪组相比较，更好地降低了心血管风险。联合降压治疗避免心血管事件（ACCOMPLISH）试验结果表明，贝那普利+氨氯地平联合方案优于贝那普利+氢氯噻嗪，可明显降低复合终点事件。

近年来，降压治疗临床试验主要分为两种类型，一种是选择高血压患者，通过对比强化与非强化的血压管理，寻找一个最佳的目标血压。另一种类型的试验则选择高

089

心血管风险患者作为研究对象，探讨更低一些的血压是否能够更有效降低心脑血管并发症风险。这些试验通常不考虑入选者在入选时的血压水平，既有高血压患者，也有血压正常或已经控制到正常的患者。血压更低的一组，有些并发症的风险有较明显下降，但也有一些并发症的风险则有上升趋势。这些试验结果提示，在达到 140/90mmHg 以下的达标水平后，进一步降低血压应坚持个体化原则，应充分考虑患者的疾病特征以及降压治疗方案的组成及其实施方法。

我国也独立完成了一系列降压治疗临床试验，并为多个国际多中心的临床试验做出贡献。较早进行的中国老年收缩期降压治疗临床试验（Syst‐China）以及上海（STONE）和成都（CNIT）硝苯地平降压治疗等临床试验证实，以尼群地平、硝苯地平等 CCB 为基础的积极降压治疗方案可显著降低我国高血压患者脑卒中的发生与死亡率。在此基础上，非洛地平降低并发症研究（FEVER）显示，氢氯噻嗪加非洛地平与单用氢氯噻嗪相比，尽管加用非洛地平组血压只进一步降低了 4/2mmHg，但致死与非致死性脑卒中的发生降低了 27%。进一步进行 FEVER 试验事后分析发现，治疗后平均血压水平低于 120/70mmHg 时，脑卒中，心脏事件和总死亡危险最低。正在进行的我国高血压综合防治研究（CHIEF）阶段报告表明，初始用小剂量氨氯地平与替米沙坦或复方阿米洛利联合治疗，可明显降低高血压患者的血压水平，高血压的控制率可达 80% 左右，提示以钙拮抗剂为基础的联合治疗方案是我国高血压患者的优化降压方案之一。

除了上述降压治疗一级预防临床试验，我国还在脑卒中后降压治疗二级预防临床试验领域做出了贡献。我国独立完成的脑卒中后降压治疗研究（PATS）是国际上第一个较大规模的安慰剂对照的脑卒中后二级预防降压治疗临床实验，结果表明，吲达帕胺（2.5mg/d）治疗组与安慰剂组相比，血压降低了 5/2mmHg，脑卒中的发生率降低了 29%。此后，我国还积极参加了国际合作脑卒中后降压治疗预防再发研究（PROGRESS），并入选了整个试验 6105 例患者中约 1/4 病例，结果表明，培哚普利加吲达帕胺或单药治疗总体降低脑卒中再发危险 28%，培哚普利加吲达帕胺联合降压效果优于单用培哚普利；亚组分析的结果显示，中国与日本等亚洲研究对象脑卒中风险下降的幅度更大；事后分析的结果显示，治疗后平均血压最低降至 112/72mmHg 仍未见到 J 型曲线。我国所入选的 1520 例患者进一步进行了随访观察，平均 6 年随访的数据证实，降压治疗显著降低脑卒中再发危险，总死亡以及心肌梗死的危险也呈下降趋势。

我国学者也积极参加了老老年高血压治疗研究（HYVET）与降压降糖治疗 2 型糖尿病预防血管事件的研究（ADVANCE）两个重要研究。HYVET 研究结果显示，在收缩压 160mmHg 以上的高龄老年（≥80 岁）高血压患者中进行降压治疗，采用缓释吲哒帕胺将收缩压降低到 150mmHg，与安慰剂相比，可减少脑卒中及死亡危险。ADVANCE 研究结果则显示，在糖尿病患者中采用低剂量培哚普利/吲达帕胺复方制剂进行降压治疗，与常规降压治疗相比，将血压降低 5.6/2.2mmHg，降低到了平均 135/75mmHg，可降低大血管和微血管联合终点事件 9%。

正如上述，高血压患者的风险不仅取决于血压水平，还取决于患者的并发症、合并症以及其他心血管危险因素。高同型半胱氨酸与脑卒中风险呈正相关，我国进行的多种维生素治疗试验及有关叶酸荟萃分析显示，补充叶酸可显著降低脑卒中风险。但补充叶酸对我国高血压患者脑卒中的预防作用仍有待进行更大规模临床试验研究。

近年来，高血压靶器官亚临床病变检测技术发展迅速，如超声心电图诊断左心室肥厚、血管超声检测动脉内中膜厚度（IMT）、蛋白尿、新发糖尿病等，以中间心血管检测指标为主要研究目标的临床试验广泛开展，针对中间检测指标的亚组分析、事后分析逐年增多。此类研究需要的样本量通常较小，可以在 1 年内观察到明显变化，对于探讨高血压损伤机制或降压治疗的保护机制具有重要意义，但其检测技术往往较复杂，影响因素比较多，其与心脑血管并发症之间的关系有时不确定，研究结果有时不一致，因此，能否以中间检测指标临床试验替代以心脑血管并发症为研究目标的大样本长期降压治疗临床试验仍值得进一步探讨。

此外本指南也参考了其他的临床研究，这些研究结果同样提供了一系列证据。

3. 降压药物应用的基本原则

降压治疗药物应用应遵循以下 4 项原则，即小剂量开始，优先选择长效制剂，联合应用及个体化。

（1）小剂量：初始治疗时通常应采用较小的有效治疗剂量，并根据需要，逐步增加剂量。降压药物需要长期或终身应用，药物的安全性和患者的耐受性，重要性不亚于或甚至更胜过药物的疗效。

（2）尽量应用长效制剂：尽可能使用一天一次给药而有持续 24h 降压作用的长效药物，以有效控制夜间血压与晨峰血压，更有效预防心脑血管并发症发生。如使用中、短效制剂，则需每天 2~3 次用药，以达到平稳控制血压。

（3）联合用药：以增加降压效果又不增加不良反应，在低剂量单药治疗疗效不满意时，可以采用两种或多种降压药物联合治疗。事实上，2 级以上高血压为达到目标血压常需联合治疗。对血压≥160/100mmHg 或高危及以上患者，起始即可采用小剂量两种药联合治疗，或用小剂量固定复方制剂。

（4）个体化：根据患者具体情况和耐受性及个人意愿或长期承受能力，选择适合患者的降压药物。

4. 常用降压药物的种类和作用特点

常用降压药物（表8 和表9）包括钙拮抗剂、血管紧张素转换酶抑制剂（ACEI）、血管紧张素受体阻滞剂（ARB）、利尿剂和 β 受体阻滞剂五类，以及由上述药物组成的固定配比复方制剂（表10）。此外，α 受体阻滞剂或其他种类降压药有时亦可应用于某些高血压人群。

钙拮抗剂、ACEI、ARB、利尿剂和 β 受体阻滞剂及其低剂量固定复方制剂，均可作为降压治疗的初始用药或长期维持用药，单药或联合治疗。本指南建议五大类降压药物均可作为初始和维持用药，应根据患者的危险因素、亚临床靶器官损害以及合并临床疾病情况，合理使用药物，优先选择某类降压药物，有时又可将这些临床情况称为适应证，见表11。

选择单药或联合降压治疗流程图见图2。

表 8　常用的各种降压药

口服降压药物	每天剂量（mg）	分服次数	主要不良反应
钙拮抗剂			
二氢吡啶类：			踝部水肿，头痛，潮红
氨氯地平	2.5 ~ 10	1	
硝苯地平	10 ~ 30	2 ~ 3	
缓释片	10 ~ 20	2	
控释片	30 ~ 60	1	
左旋氨氯地平	1.25 ~ 5	1	
非洛地平缓释片	2.5 ~ 10	1	
拉西地平	4 ~ 8	1	
尼卡地平	40 ~ 80	2	
尼群地平	20 ~ 60	2 ~ 3	
贝尼地平	4 ~ 8	1	
乐卡地平	10 ~ 20	1	
非二氢吡啶类：			房室传导阻滞，心功能抑制
维拉帕米	40 ~ 120	2 ~ 3	
维拉帕米缓释片	120 ~ 240	1	
地尔硫䓬缓释片	90 ~ 360	1 ~ 2	
利尿剂			
噻嗪类利尿剂：	6.25 ~ 25	1	血钾减低，血钠减低，血尿酸升高
氢氯噻嗪	12.5 ~ 25	1	
氯噻酮*	0.625 ~ 2.5	1	
吲哒帕胺	1.5	1	
吲哒帕胺缓释片			
袢利尿剂			血钾减低
呋塞米	20 ~ 80	2	
保钾利尿剂：			血钾增高
阿米洛利	5 ~ 10	1 ~ 2	
氨苯蝶啶	25 ~ 100	1 ~ 2	
醛固酮拮抗剂			
螺内酯	20 ~ 40	1 ~ 3	血钾增高，男性乳房发育
伊普利酮	50 ~ 200	1	血钾增高，男性乳房发育
β受体阻滞剂			支气管痉挛，心功能抑制
比索洛尔	2.5 ~ 10	1	
美托洛尔平片	50 ~ 100	2	
美托洛尔缓释片	47.5 ~ 190	1	
阿替洛尔	12.5 ~ 50	1 ~ 2	
普萘洛尔	30 ~ 90	2 ~ 3	
倍他洛尔	5 ~ 20	1	
α - β阻滞剂			直立性低血压，支气管痉挛
拉贝洛尔	200 ~ 600	2	
卡维地洛	12.5 ~ 50	2	
阿罗洛尔	10 ~ 20	1 ~ 2	

口服降压药物	每天剂量（mg）	分服次数	主要不良反应
血管紧张素转换酶抑制剂			咳嗽、血钾升高，血管性水肿
卡托普利	25 ~ 300	2 ~ 3	
依那普利	2.5 ~ 40	2	
贝那普利	5 ~ 40	1 ~ 2	
赖诺普利	2.5 ~ 40	1	
雷米普利	1.25 ~ 20	1	
福辛普利	10 ~ 40	1	
西拉普利	1.25 ~ 5	1	
培哚普利	4 ~ 8	1	
咪哒普利	2.5 ~ 10	1	
血管紧张素Ⅱ受体拮抗剂			血钾升高，血管性水肿（罕见）
氯沙坦	25 ~ 100	1	
缬沙坦	80 ~ 160	1	
厄尔沙坦	150 ~ 300	1	
替米沙坦	20 ~ 80	1	
坎地沙坦	4 ~ 32	1	
奥美沙坦	20 ~ 40	1	
α受体阻滞剂			直立性低血压
多沙唑嗪	1 ~ 16	1	
哌唑嗪	1 ~ 10	2 ~ 3	
特拉唑嗪	1 ~ 20	1 ~ 2	
中枢作用药物			
利血平	0.05 ~ 0.25	1	鼻充血，抑郁，心动过缓，消化性溃疡
可乐定	0.1 ~ 0.8	2 ~ 3	低血压，口干，嗜睡
可乐定贴片	0.25	1/周	皮肤过敏
甲基多巴	250 ~ 1000	2 ~ 3	肝功能损害，免疫失调
直接血管扩张药			
米诺地尔 *	5 ~ 100	1	多毛症
肼屈嗪	25 ~ 100	2	狼疮综合征
肾素抑制剂			血钾升高，血管性水肿（罕见）
阿利吉仑 * *	150 ~ 300	1	

* 欧美国家上市，中国未上市；* * 中国已批准注册。

表9 高血压急症静脉注射或肌内注射用降压药

降压药	剂量	起效	持续	不良反应
硝普钠	0.25 ~ 10μg/（kg·min），IV	立即	1 ~ 2min	恶心、呕吐、肌颤、出汗
硝酸甘油	5 ~ 100μg/min，IV	2 ~ 5min	5 ~ 10min	头痛、呕吐
酚妥拉明	2.5 ~ 5mg，IV	1 ~ 2min	10 ~ 30min	心动过速、头痛、潮红
	0.5 ~ 1mg/min，IV			
尼卡地平	0.5 ~ 10μg/（kg·min），IV	5 ~ 10min	1 ~ 4h	心动过速、头痛、潮红
艾司洛尔	250 ~ 500μg/kg，IV	1 ~ 2min	10 ~ 20min	低血压，恶心
	此后 50 ~ 300μg/（kg·min），IV			

降压药	剂量	起效	持续	不良反应
乌拉地尔	10～50mg，IV	5min	2～8h	头晕，恶心，疲倦
	6～24mg/h			
地尔硫草	10mg，IV	5min	30min	低血压，心动过缓
	5～15μg/（kg·min），IV			
二氮嗪	200～400mg/（kg·min），IV 累计不超过600mg	1min	1～2h	血糖过高，水钠潴留
拉贝洛尔	20～100mg，IV	5～10min	3～6h	恶心、呕吐、头麻、支气管痉挛、传导阻滞、体位性低血压
	0.5～2.0mg/min，IV，24 小时不超过300mg			
依那普利拉	1.25～5mg 每6h，IV	15～30min	6～12h	高肾素状态血压陡降、变异度较大
肼苯哒嗪	10～20mg，IV	10～20min	1～4h	心动过速、潮红、头痛、
	10～40mg，IM	20～30min	4～6h	呕吐、心绞痛加重
非诺多泮	0.03～1.6μg/（kg·min）IV	<5min	30min	心动过速、头痛、恶心、潮红

IV：静脉注射；IM：肌内注射；急症降压药使用详见各种药物的说明书。

表10　固定配比复方制剂

主要组分与每片剂量			相应组分的不良反应
复方利血平片 （利血平0.032mg/氢氯噻嗪3.1mg/双肼屈嗪4.2mg/异丙嗪2.1mg）	1～3 片	2～3	消化性溃疡；困倦
复方利血平氨苯蝶啶片 （利血平0.1mg/氨苯蝶啶12.5mg/氢氯噻嗪12.5mg/双肼屈嗪12.5mg）	1～2 片	1	消化性溃疡：头痛；血钾异常
珍菊降压片 （可乐定0.03mg/氢氯噻嗪5mg）	1～2 片	2～3	低血压；血钾异常
氯沙坦钾/氢氯噻嗪 （氯沙坦钾50mg/氢氯噻嗪12.5mg） （氯沙坦钾100mg/氢氯噻嗪12.5mg）	1 片 1 片	1 1	偶见血管神经性水肿，血钾异常
缬沙坦/氢氯噻嗪 （缬沙坦80mg/氢氯噻嗪12.5mg）	1～2 片	1	偶见血管神经性水肿，血钾异常
厄贝沙坦/氢氯噻嗪 （厄贝沙坦150mg/氢氯噻嗪12.5mg）	1 片	1	偶见血管神经性水肿，血钾异常
替米沙坦/氢氯噻嗪 （替米沙坦40mg/氢氯噻嗪12.5mg）	1 片	1	偶见血管神经性水肿，血钾异常
卡托普利/氢氯噻嗪 （卡托普利10mg/氢氯噻嗪6mg）	1～2 片	1～2	咳嗽，偶见血管神经性水肿，血钾异常
复方阿米洛利 （阿米洛利2.5mg/氢氯噻嗪25mg）	1 片	1	血钾异常，尿酸升高
贝那普利/氢氯噻嗪 （贝那普利10mg/氢氯噻嗪12.5mg）	1 片	1	咳嗽，偶见血管神经性水肿，血钾异常
培哚普利/吲达帕胺 （培哚普利4mg/吲达帕胺1.25mg）	1 片	1	咳嗽，偶见血管神经性水肿，血钾异常

主要组分与每片剂量			相应组分的不良反应
氨氯地平/缬沙坦 （氨氯地平 5mg/缬沙坦 80mg）	1 片	1	头痛，踝部水肿，偶见血管神经性水肿
氨氯地平/贝那普利 （氨氯地平 5mg/贝那普利 10mg）	1 片	1	头痛，踝部水肿，偶见血管神经性水肿
赖诺普利/氢氯噻嗪片 （赖诺普利 10mg/氢氯噻嗪 12.5mg）	1 片	1	咳嗽，血钾异常
复方依那普利片 （依那普利 5mg/氢氯噻嗪 12.5mg）	1 片	1	咳嗽，偶见血管神经性水肿，血钾异常
尼群地平/阿替洛尔 （尼群地平 10mg/阿替洛尔 20mg） （尼群地平 5mg/阿替洛尔 10mg）	 1 片 1~2 片	 1~2 1~2	头痛，踝部水肿，支气管痉挛，心动过缓
降压药与非降压药组成的多效固定复方制剂：			
依那普利/叶酸片 （依那普利 10mg/叶酸 0.8mg）	1~2 片	1~2	咳嗽，恶心，偶见血管神经性水肿
氨氯地平/阿托伐他汀 （氨氯地平 5mg/阿托伐他汀 10mg）	1 片	1	头痛，踝部水肿，肌肉疼痛，转氨酶升高

注：降压药使用方法详见 SFDA 批准的有关药物的说明书。

表 11 常用降压药种类的临床选择

分类	适应证	绝对禁忌证	禁忌证相对禁忌证
钙拮抗剂（二氢吡啶类）	老年高血压 周围血管病 单纯收缩期高血压 稳定性心绞痛 颈动脉粥样硬化 冠状动脉粥样硬化 心绞痛	无	快速型心律失常，心力衰竭
钙拮抗剂（非二氢吡啶类）	颈动脉粥样硬化 室上性心动过速 心力衰竭 心肌梗死后 左室肥厚	二至三度房室传导阻滞	心力衰竭
血管紧张素转换酶抑制剂（ACEI）	左室功能不全 颈动脉粥样硬化 非糖尿病肾病 糖尿病肾病 蛋白尿/微量白蛋白尿 代谢综合征 糖尿病肾病	妊娠 高血钾 双侧肾动脉狭窄	
血管紧张素Ⅱ受体阻滞剂（ARB）	蛋白尿/微量白蛋白尿 心力衰竭 左室肥厚 心房颤动预防 ACEI 引起的咳嗽 代谢综合征	妊娠 高血钾 双侧肾动脉狭窄	

分类	适应证	绝对禁忌证	禁忌证相对禁忌证
噻嗪类利尿剂	心力衰竭 老年高血压/高龄老年高血压 单纯收缩期高血压	痛风	妊娠
袢利尿剂	肾功能不全 心力衰竭		
利尿剂（醛固酮拮抗剂）	心力衰竭 心肌梗死后	肾功能衰竭 高血钾	
β受体阻滞剂	心绞痛/心肌梗死后/快速性心律失常/稳定型充血性心力衰竭	二至三度房室阻滞哮喘	慢性阻塞性肺病、周围血管病、糖耐量低减、运动员
α受体阻滞剂	前列腺增生 高血脂	直立性低血压	心力衰竭

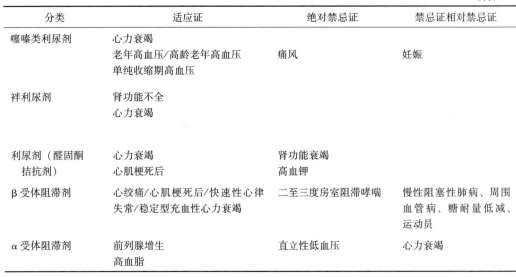

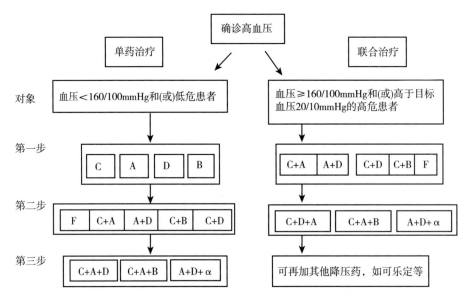

图2 选择单药或联合降压治疗流程图

注：A：ACEI 或 ARB；B：β 受体阻滞剂；C：二氢吡啶类钙拮抗剂；D：噻嗪类利尿剂；α：α 受体阻滞剂。
ACEI：血管紧张素转换酶抑制剂；ARB：血管紧张素Ⅱ受体阻滞剂；F：低剂量固定复方制剂。第一步
均为小剂量开始，药物治疗后血压未达标者，可使原药基础上加量或另加一种降压药，如血压达标，则
维持用药；第二步也是如此。

（1）钙拮抗剂：主要通过阻断血管平滑肌细胞上的钙离子通道发挥扩张血管降低
血压的作用。包括二氢吡啶类钙拮抗剂和非二氢吡啶类钙拮抗剂。前者如硝苯地平、
尼群地平、拉西地平、氨氯地平和非洛地平等。我国以往完成的较大样本的降压治疗
临床试验多以二氢吡啶类钙拮抗剂为研究用药，并证实以二氢吡啶类钙拮抗剂为基础
的降压治疗方案可显著降低高血压患者脑卒中风险。此类药物可与其他4类药联合应
用，尤其适用于老年高血压、单纯收缩期高血压、伴稳定性心绞痛、冠状动脉或颈动
脉粥样硬化及周围血管病患者。常见副作用包括反射性交感神经激活导致心跳加快、

面部潮红、脚踝部水肿、牙龈增生等。二氢吡啶类 CCB 没有绝对禁忌证，但心动过速与心力衰竭患者应慎用。急性冠脉综合征患者一般不推荐使用短效硝苯地平。

临床上常用的非二氢吡啶类钙拮抗剂主要包括维拉帕米和地尔硫䓬两种药物，也可用于降压治疗，常见副作用包括抑制心脏收缩功能和传导功能，有时也会出现牙龈增生。二至三度房室传导阻滞、心力衰竭患者，禁止使用。因此，在使用非二氢吡啶类 CCB 前应详细询问病史，应进行心电图检查，并在用药 2~6 周内复查。

（2）ACEI：作用机理是抑制血管紧张素转化酶阻断肾素血管紧张素系统发挥降压作用。常用药包括卡托普利、依那普利、贝那普利、雷米普利、培哚普利等，在欧美国家人群中进行了大量的大规模临床试验，结果显示此类药物对于高血压患者具有良好的靶器官保护和心血管终点事件预防作用。ACEI 单用降压作用明确，对糖脂代谢无不良影响。限盐或加用利尿剂可增加 ACEI 的降压效应。尤其适用于伴慢性心力衰竭、心肌梗死后伴心功能不全、糖尿病肾病、非糖尿病肾病、代谢综合征、蛋白尿或微量白蛋白尿患者。最常见不良反应为持续性干咳，多见于用药初期，症状较轻者可坚持服药，不能耐受者可改用 ARB。其他不良反应有低血压、皮疹，偶见血管神经性水肿及味觉障碍。长期应用有可能导致血钾升高，应定期监测血钾和血肌酐水平。禁忌证为双侧肾动脉狭窄、高钾血症及妊娠妇女。

（3）ARB：作用机理是阻断血管紧张素 1 型受体发挥降压作用。常用药包括氯沙坦、缬沙坦、厄贝沙坦、替米沙坦等，也在欧美国家进行了大量较大规模的临床试验研究，结果显示，ARB 可降低高血压患者心血管事件危险；降低糖尿病或肾病患者的蛋白尿及微量白蛋白尿。尤其适用于伴左室肥厚、心力衰竭、心房颤动预防、糖尿病肾病、代谢综合征、微量白蛋白尿或蛋白尿患者，以及不能耐受 ACEI 的患者。不良反应少见，偶有腹泻，长期应用可升高血钾，应注意监测血钾及肌酐水平变化。双侧肾动脉狭窄、妊娠妇女、高钾血症者禁用。

（4）利尿剂：通过利钠排水、降低高血容量负荷发挥降压作用。主要包括噻嗪类利尿剂、袢利尿剂、保钾利尿剂与醛固酮受体拮抗剂等几类。用于控制血压的利尿剂主要是噻嗪类利尿剂。在我国，常用的噻嗪类利尿剂主要是氢氯噻嗪和吲达帕胺。PATS 研究证实吲达帕胺治疗可明显减少脑卒中再发危险。小剂量噻嗪类利尿剂（如氢氯噻嗪 6.25~25mg）对代谢影响很小，与其他降压药（尤其 ACEI 或 ARB）合用可显著增加后者的降压作用。此类药物尤其适用于老年和高龄老年高血压、单独收缩期高血压或伴心力衰竭患者，也是难治性高血压的基础药物之一。其不良反应与剂量密切相关，故通常应采用小剂量。噻嗪类利尿剂可引起低血钾，长期应用者应定期监测血钾，并适量补钾。痛风者禁用；对高尿酸血症，以及明显肾功能不全者慎用，后者如需使用利尿剂，应使用袢利尿剂，如呋塞米等。保钾利尿剂如阿米洛利、醛固酮受体拮抗剂如螺内酯等有时也可用于控制血压。在利钠排水的同时不增加钾的排出，在与其他具有保钾作用的降压药如 ACEI 或 ARB 合用时需注意发生高钾血症的危险。螺内酯长期应用有可能导致男性乳房发育等不良反应。

（5）β受体阻滞剂：主要通过抑制过度激活的交感神经活性、抑制心肌收缩力、减慢心率发挥降压作用。常用药物包括美托洛尔、比索洛尔、卡维地洛和阿替洛尔等。美托洛尔、比索洛尔对 β_1 受体有较高选择性，因阻断 β_2 受体而产生的不良反应较少，既可降低血压，也可保护靶器官、降低心血管事件风险。β 受体阻滞剂尤其适用于伴快速性心律失常、冠心病心绞痛、慢性心力衰竭、交感神经活性增高以及高动力状态的高血压患者。常见的不良反应有疲乏、肢体冷感、激动不安、胃肠不适等，还可能影响糖、脂代谢。高度心脏传导阻滞、哮喘患者为禁忌证。慢性阻塞型肺病、运动员、周围血管病或糖耐量异常者慎用；糖脂代谢异常时一般不首选 β 受体阻滞剂，必要时也可慎重选用高选择性 β 受体阻滞剂。长期应用者突然停药可发生反跳现象，即原有的症状加重或出现新的表现，较常见有血压反跳性升高，伴头痛、焦虑等，称之为撤药综合征。

（6）α 受体阻滞剂：不作为一般高血压治疗的首选药，适用高血压伴前列腺增生患者，也用于难治性高血压患者的治疗，开始用药应在入睡前，以防直立性低血压发生，使用中注意测量坐立位血压，最好使用控释制剂。直立性低血压患者禁用。心力衰竭者慎用。

（7）肾素抑制剂：为一类新型降压药，其代表药为阿利吉仑，可显著降低高血压患者的血压水平，但对心脑血管事件的影响尚待大规模临床试验的评估。

5. 降压药的联合应用

（1）联合用药的意义：联合应用降压药物已成为降压治疗的基本方法。许多高血压患者，为了达到目标血压水平需要应用≥2 种降压药物。

（2）联合用药用的适应证：2 级高血压和（或）伴有多种危险因素、靶器官损害或临床疾患的人群，往往初始治疗即需要应用两种小剂量降压药物，如仍不能达到目标水平，可在原药基础上加量或可能需要 3 种，甚至 4 种以上降压药物。

（3）联合用药的方法：两药联合时，降压作用机制应具有互补性，因此，具有相加的降压作用，并可互相抵消或减轻不良反应。例如，在应用 ACEI 或 ARB 基础上加用小剂量噻嗪类利尿剂，降压效果可以达到甚至超过将原有的 ACEI 或 ARB 剂量翻倍的降压幅度。同样的，加用二氢吡啶类钙拮抗剂也有相似效果。联合用药方案见表 12。

表 12　联合治疗方案推荐参考

优先推荐	一般推荐	不常规推荐
D - CCB + ARB	利尿剂 + β 阻滞剂	ACEI + β 阻滞剂
D - CCB + ACEI	α 阻滞剂 + β 阻滞剂	ARB + β 阻滞剂
ARB + 噻嗪类利尿剂	D - CCB + 保钾利尿剂	ACEI + ARB
ACEI + 噻嗪类利尿剂	噻嗪类利尿剂 + 保钾利尿剂	中枢作用药 + β 阻滞剂
D - CCB + 噻嗪类利尿剂		
D - CCB + β 阻滞剂		

D - CCB：二氢吡啶类钙拮抗剂；ACEI：血管紧张素转换酶抑制剂；ARB：血管紧张素受体拮抗剂。

1）ACEI 或 ARB 加噻嗪类利尿剂：利尿剂的不良反应是激活 RAAS，可造成一些不利于降低血压的负面作用。而与 ACEI 或 ARB 合用则抵消此不利因素。此外，ACEI 和 ARB 由于可使血钾水平略有上升，从而能防止噻嗪类利尿剂长期应用所致的低血钾等不良反应。ARB 或 ACEI 加噻嗪类利尿剂联合治疗有协同作用，有利于改善降压效果。

2）二氢吡啶类钙拮抗剂加 ACEI 或 ARB：前者具有直接扩张动脉的作用，后者通过阻断 RAAS，既扩张动脉，又扩张静脉，故两药有协同降压作用。二氢吡啶类钙拮抗剂常见产生的踝部水肿，可被 ACEI 或 ARB 消除。CHIEF 研究表明，小剂量长效二氢吡啶类钙拮抗剂加 ARB 初始联合治疗高血压患者，可明显提高血压控制率。此外，ACEI 或 ARB 也可部分阻断钙拮抗剂所致反射性交感神经张力增加和心率加快的不良反应。

3）钙拮抗剂加噻嗪类利尿剂：我国 FEVER 研究证实，二氢吡啶类钙拮抗剂加噻嗪类利尿剂治疗，可降低高血压患者脑卒中发生风险。

4）二氢吡啶类钙拮抗剂（D–CCB）加 β 受体阻滞剂：前者具有的扩张血管和轻度增加心率的作用，正好抵消 β 受体阻滞剂的缩血管及减慢心率的作用。两药联合可使不良反应减轻。

我国临床主要推荐应用的优化联合治疗方案是：D–CCB 加 ARB；D–CBB 加 ACEI；ARB 加噻嗪类利尿剂；ACEI 加噻嗪类利尿剂；D–CCB 噻嗪类利尿剂；D–CCB 加 β 受体阻滞剂。

次要推荐使用的可接受联合治疗方案是：利尿剂加 β 受体阻滞剂；α 受体阻滞剂加 β 受体阻滞剂；D–CCB 加保钾利尿剂；噻嗪类利尿剂加保钾利尿剂。

不常规推荐的但必要时可慎用的联合治疗方案是：ACEI 加 β 受体阻滞剂；ARB 加 β 受体阻滞剂；ACEI 加 ARB；中枢作用药加 β 受体阻滞剂。

多种药物的合用：①三药联合的方案：在上述各种两药联合方式中加上另一种降压药物便构成三药联合方案，其中二氢吡啶类钙拮抗剂 + ACEI（或 ARB）+ 噻嗪类利尿剂组成的联合方案最为常用。②四药联合的方案：主要适用于难治性高血压患者，可以在上述三药联合基础上加用第四种药物如 β 受体阻滞剂、螺内酯、可乐定或 α 受体阻滞剂等。

（4）固定配比复方制剂：是常用的一组高血压联合治疗药物。通常由不同作用机制的两种小剂量降压药组成，也称为单片固定复方制剂。与分别处方的降压联合治疗相比，其优点是使用方便，可改善治疗的依从性，是联合治疗的新趋势。对 2 或 3 级高血压或某些高危患者可作为初始治疗的药物选择之一。应用时注意其相应组成成分的禁忌证或可能的副作用。

1）我国传统的固定配比复方制剂包括：①复方利血平（复方降压片）。②复方利血平氨苯蝶啶片（降压 0 号）。③珍菊降压片等，以当时常用的利血平、氢氯噻嗪、盐酸双屈嗪或可乐定为主要成分。此类复方制剂组成成分的合理性虽有争议，但仍在基层广泛使用。

2）新型的固定配比复方制剂：一般由不同作用机制的两种药物组成，多数每天口服 1 次，每次 1 片，使用方便，改善依从性。目前我国上市的新型的固定配比复方制剂主要包括：ACEI + 噻嗪类利尿剂；ARB + 噻嗪类利尿剂；二氢吡啶类钙拮抗剂 + ARB；二氢吡啶类钙拮抗剂 + β 受体阻滞剂；噻嗪类利尿剂 + 保钾利尿剂等。

3）降压药与其他心血管治疗药物组成的固定配比复方制剂：有二氢吡啶类钙拮抗剂 + 他汀、ACEI + 叶酸；此类复方制剂使用应基于患者伴发的危险因素或临床疾患，需掌握降压药和相应非降压药治疗的适应证及禁忌证。

常用降压药的适应证见表 13。

表 13 常用降压药的适应证

适应证	CCB	ACEI	ARB	D	β – BK
左室肥厚	+	+	+	±	±
肾功能不全	±	+	+	+ [*]	−
颈动脉增厚	+	±	±	−	−
稳定型冠心病	+	+	+	−	+
心肌梗死后	− [#]	+	−	+ [**]	+
心力衰竭	−	+	+	+	+
慢性脑血管病	+	+	+	+	±
糖尿病	±	+	+	±	−
房颤预防	−	+	+	−	−
蛋白尿/微量蛋白尿	−	+	+	−	−
老年人	+	+	+	+	±
血脂异常	±	+	+	−	−

CCB：二氢吡啶类钙拮抗剂；ACEI：血管紧张素转换酶抑制剂；ARB：血管紧张素Ⅱ受体阻滞剂；D：噻嗪类利尿剂；βBK：β 受体阻滞剂；

+：适用；−：证据不足或不适用；±：可能适用；*：袢利尿剂；**：螺内酯；

#：对伴心肌梗死病史者可用长效 CCB 控制高血压。

（五）相关危险因素的处理

1. 调脂治疗

血脂异常是动脉粥样硬化性疾病的重要危险因素，高血压伴有血脂异常显著增加心血管病危险，高血压对我国人群的致病作用明显强于其他心血管病危险因素。《中国成人血脂异常防治指南》强调了在中国人群中高血压对血脂异常患者心血管综合危险分层的重要性。

ALLHAT 和 ASCOT 试验评估了合用他汀类药物治疗高血压的疗效。ASCOT 试验结果显示，调脂治疗是有益的，作为一级预防和二级预防分别使脑卒中风险降低 15% 和 30%。国际完成的一系列他汀类治疗冠心病试验和我国完成的血脂康研究的结果表明，对冠心病合并高血压患者的二级预防能显著获益：明显减少冠心病事件及总死亡。他汀类药物调脂治疗对高血压或非高血压者预防心血管事件的效果相似，均能有效降低心脑血管事件；小剂量他汀用于高血压合并血脂异常患者的一级预防安全有效。作为一级预防，并非所有的高血压患者都须他汀类药物治疗。他汀类药物降脂治疗对心血管疾病危险分层为中、高危者可带来显著临床获益，但低危人群未见获益。基于安全性以及效益/费用比的考虑，低危人群一级预防使用他汀治疗仍应慎重。

对高血压合并血脂异常的患者，应同时采取积极的降压治疗以及适度的降脂治疗。调脂治疗参考建议如下：首先应强调治疗性生活方式改变，当严格实施治疗性生活方式 3 ~ 4 个月后，血脂水平不能达到目标值，则考虑药物治疗，首选他汀类药物（表 14）。血 TC 水平较低与脑出血的关系仍在争论中，需进一步研究。他汀类药物应用过程中应注意肝功能异常和肌肉疼痛等不良反应，需定期检测血常规、转氨酶（ALT 和 AST）和肌酸磷酸激酶（CK）。

表 14　高血压合并血脂异常患者开始调脂治疗的 TC 和 LDL – C 值及其目标值

危险等级	药物治疗开始 mmol/L（mg/dl）	治疗目标值 mmol/L（mg/dl）
中危	TC≥6.2（240）	TC＜5.2（200）
	LDL – C≥4.1（160）	LDL – C＜3.4（130）
高危：CHD 或 CHD 等危症等	TC≥4.1（160）	TC＜4.1（160）
	LDL – C≥2.6（100）	LDL – C＜2.6（100）
很高危：急性冠脉综合征或缺	TC≥4.1（160）	TC＜3.1（120）
血性心血管病合并糖尿病	LDL – C≥2.1（80）	LDL – C＜2.1（80）

血脂异常心血管危险度分层标准见2007 年版中国成人血脂异常防治指南。

2. 抗血小板治疗

阿司匹林在心脑血管疾病二级预防中的作用有大量临床研究证据支持，且已得到广泛认可，可有效降低严重心血管事件风险25%，其中非致命性心肌梗死下降1/3，非致命性脑卒中下降1/4，所有血管事件下降1/6。

（1）高血压合并稳定型冠心病、心肌梗死、缺血性脑卒中或 TIA 史以及合并周围动脉粥样硬化疾病患者，需应用小剂量阿司匹林（100mg/d）进行二级预防。

（2）合并血栓症急性发作如急性冠脉综合征、缺血性脑卒中或 TIA、闭塞性周围动脉粥样硬化症时，应按相关指南的推荐使用阿司匹林，通常在急性期可给予负荷剂量（300mg/d），尔后应用小剂量（100mg/d）作为二级预防。

（3）高血压合并心房颤动的高危患者宜用口服抗凝剂如华法林，中低危患者或不能应用口服抗凝剂者，可给予阿司匹林，方法遵照相关指南。

（4）高血压伴糖尿病、心血管高风险者可用小剂量阿司匹林（75mg～100mg/d）进行一级预防。

（5）阿司匹林不能耐受者可用氯吡格雷（75mg/d）代替。

高血压患者长期应用阿司匹林应注意：

（1）需在血压控制稳定（＜150/90mmHg）后开始应用，未达良好控制的高血压患者，阿司匹林可能增加脑出血风险。

（2）服用前应筛查有无发生消化道出血的高危因素，如消化道疾病（溃疡病及其并发症史）、65 岁以上、同时服用皮质类固醇或其他抗凝药或非甾体类抗炎药等。如果有高危因素应采取预防措施，包括筛查与治疗幽门螺杆菌感染，预防性应用质子泵抑制剂，以及采用合理联合抗栓药物的方案等。

（3）合并活动性胃溃疡、严重肝病、出血性疾病者需慎用或停用阿司匹林。

3. 血糖控制

高血压伴糖尿病患者心血管病发生危险更高。高于正常的空腹血糖或糖化血红蛋白（HbA_1c）与心血管危险增高具有相关性。UKPDS 研究提示强化血糖控制与常规血糖控制比较，预防大血管事件的效果并不显著，但可明显降低微血管并发症。治疗糖尿病的理想目标是空腹血糖≤6.1mmol/L 或 HbA_1c≤6.5%。对于老年人，尤其是独立生活的、病程长、并发症多、自我管理能力较差的糖尿病患者，血糖控制不宜过于严格，空腹血糖≤7.0mmol/L 或 HbA_1c≤7.0%，餐后血糖≤10.0mmol/L 即可。对于中青年糖尿病患者，血糖应控制在正常水平，即空腹≤6.1mmol/L，餐后2h≤8.10mmol/L，HbA_1c≤6.5%。

4. 综合干预多种危险因素

高血压患者往往同时存在多个心血管病危险组分，包括危险因素，并存靶器官损害，伴发临床疾患。除了针对某一项危险组分进行干预外，更应强调综合干预多种危险组分。综合干预有利于全面控制心血管危险因素，有利于及早预防心血管病。高血压患者综合干预的措施是多方面的，常用有降压、调脂、抗栓治疗。有资料提示高同型半胱氨酸与脑卒中发生危险有关，而添加叶酸可降低脑卒中发生危险，因此，对叶酸缺乏人群，补充叶酸也是综合干预的措施之一。通过控制多种危险因素、保护靶器官、治疗已确诊的糖尿病等疾患，来达到预防心脑血管病发生的目标。

价格低廉的小剂量多效固定复方制剂（PolypiLL）有利于改善综合干预的依从性和效果。目前，已经上市 PolypiLL 有降压药/调脂药（氨氯地平/阿托伐他汀）固定复方制剂；降压药/叶酸（依那普利/叶酸）固定复方制剂；正在进行的国际 PolypiLL 干预研究（TIPS），将评估 polypiLL（雷米普利、小剂量氢氯噻嗪、阿替洛尔、辛伐他汀）对易患心血管病的中高危人群的心血管病的一级预防作用。

（六）高血压治疗随诊及记录

1. 随诊的目的及内容

患者开始治疗后的一段时间，为了评估治疗反应，使血压稳定地维持于目标水平须加强随诊，诊视的相隔时间较短。

随诊中除密切监测血压及患者的其他危险因素和临床疾患的改变以及观察疗效外，还要与患者建立良好的关系，向患者进行保健知识的宣教：让患者了解自己的病情，包括高血压、危险因素及同时存在的临床疾患，了解控制血压的重要性，了解终生治疗的必要性。

为争取药物治疗取得满意疗效，随诊时应强调按时服药，让患者了解该种药物治疗可能出现的副作用，后者一旦出现，应及早报告。深入浅出地耐心向患者解释改变生活方式的重要性，使之理解其治疗意义，自觉地付诸实践，并长期坚持。

随诊间隔：根据患者的心血管总危险分层及血压水平，由医生视具体情况而定，详见图3。若高血压患者当前血压水平仅属正常高值或1级，危险分层属低危者或仅服一种药物治疗者，可安排每1~3个月随诊一次；新发现的高危及较复杂病例随诊的间隔应较短，高危患者血压未达标的，每2周至少随访一次；血压达标且稳定的，每1个月随访1次。经治疗后，血压降低达到目标，其他危险因素得到控制，可以减少随诊次数。若治疗6个月，使用了至少3种降压药，血压仍未达目标，应考虑将患者转至高血压专科门诊或上级医院专科门诊治疗。

各级有条件的医院设立高血压专科门诊，加强对患者的随访，从而提高高血压的治疗率和控制率。

应特别强调的是：暂时决定不予药物治疗的患者，应同样定期随诊和监测，并按随诊结果考虑是否给予抗高血压药物，以免延误。

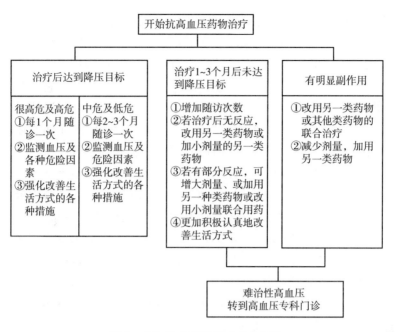

图3　药物治疗开始后患者的随诊

减药：高血压患者一般须终身治疗。患者经确诊为高血压后若自行停药，其血压（或迟或早）终将回复到治疗前水平。但患者的血压若长期控制，可以试图小心、逐步地减少服药次数或剂量。尤其是认真地进行非药物治疗，密切地观察改进生活方式进度和效果的患者。患者在试行这种"逐步减药"时，应十分仔细地监测血压。

医疗记录：一般高血压患者的治疗时间长达数十年，治疗方案会有多次变换，包括药物的选择。最好建议患者详细记录其用过的治疗药物及疗效。医生则更应为经手治疗的患者保存充分的记录，随时备用。

高血压门诊血压：以患者就诊时门诊医生测量的血压值为准。

高血压入院血压：以患者入院时经管医生测量的血压值为准。

高血压诊断书写参考（举例）：

• 如新发现血压升高，如血压在（140～179）/（90～109）mmHg 范围，则预约患者重复测量，一般间隔2周，如非同日三次血压均符合高血压诊断标准则诊断为高血压。

• 如以往诊断为原发性高血压（或高血压症）而正在用降压治疗的：本次测量血压 <140/90mmHg，则诊断仍写为原发性高血压（已用降压药治疗）。

• 如：血压平均值为 152/96mmHg，则诊断写为原发性高血压Ⅰ级或高血压病Ⅰ级。

• 如高血压伴其他危险因素或靶器官损害的，则可将危险因素或靶器官损害列出，如高血压：高胆固醇血症；左室肥厚等。

• 如高血压伴其他临床疾患的，则并列出其他临床疾患，如高血压；冠心病、心绞痛；脑梗死后遗症；糖尿病等。

• 门诊或住院病历有关高血压危险分层的书写：危险分层主要用于判断患者预后

或为治疗决策提供参考。门诊病历一般不主张将危险分层（如高危）写在高血压诊断中。住院病历，是否将危险分层（如很高危、高危）写在高血压诊断中尚无明确规定。倾向于不推荐将危险分层写在住院病历的诊断中。但可在病例分析中对危险度予以叙述。

2. 剂量的调整

对大多数非重症或急症高血压患者，要寻找其最小有效耐受剂量药物，也不宜降压太快。故开始给小剂量药物，经 2~4 周后，如疗效不够而不良反应少或可耐受，可增加剂量；如出现不良反应不能耐受，则改用另一类药物。随访期间血压的测量应在每天的同一时间，对重度高血压患者，须及早控制其血压，可以较早递增剂量和联合用药。随访时除患者主观感觉外，还要作必要的化验检查，以了解靶器官状况和有无药物不良反应。对于非重症或急症高血压患者，经治疗血压被控制并长期稳定达一年以上，可以考虑试探减少剂量，目的为减少药物的可能副作用，但以不影响疗效为前提。

3. 危险分层的年度评估与分层与管理级别的调整

对初期明确诊断为高血压的患者，根据血压水平、伴发的危险因素、靶器官损害、临床疾患进行危险分层。对以往已诊断为高血压的患者，现在无法确定以往情况的，则根据目前的实际情况进行危险分层。尽可能用近一段时间非同日几次血压的平均值作为危险分层或血压分级的血压值；也可用连续 7 天血压测量（如家庭血压）的后 6 天血压的平均值作为参考。对管理的高血压患者进行年度评估。管理医师应每年对危险分层分级管理的患者进行年度评估。根据随访记录情况（全年血压记录、危险因素变化）确定新的管理级别。在管理的高血压患者中，出现病情变化、发生高血压相关疾病时，应及时对患者进行临床评估，重新确定管理级别，并按照新的级别管理要求进行随访管理。一般情况下，伴心脑肾疾病，糖尿病者而归为高危或很高危的，危险分层与管理级别长期不变；伴有靶器官损害而分为高危的，一般不作变动；对仅根据血压水平或（和）1~2 个可改变的危险因素而分为中危或少数高危的分级管理者，在管理 1 年后视实际情况而调整管理级别；对血压长期（连续 6 个月）控制好的，可谨慎降低分层级别和管理级别；对新发生心脑血管病或肾病及糖尿病者，应及时评估，如原来为低危或中危的，则现分为高危或很高危，同时升高管理级别。

六、特殊人群高血压的处理

（一）老年高血压

1. 老年高血压的临床特点与流行现状

2002 年卫生部组织的全国居民 27 万人营养与健康状况调查资料显示，我国 60 岁及以上人群高血压的患病率为 49%。即约每两位 60 岁以上人中就有 1 人患高血压。

老年高血压常与多种疾病并存，并发症多：常并发冠心病、心力衰竭、脑血管疾病、肾功能不全、糖尿病等。我国人群脑卒中发生率远高于西方人群。若血压长期控制不理想，更易发生靶器官损害。老年高血压的临床特点如下：

（1）收缩压增高，脉压增大：老年单纯收缩期高血压（ISH）占高血压的 60%。随着年龄增长 ISH 的发生率增加，同时脑卒中的发生率急剧升高。老年人脉压与总死亡率和心血管事件呈显著正相关。

（2）血压波动大：血压"晨峰"现象增多，高血压合并直立性低血压和餐后低血压者增多。直立性低血压定义为：在改变体位为直立位的 3min 内，收缩压下降 > 20mmHg 或舒张压下降 >10mmHg，同时伴有低灌注的症状，如头晕或晕厥。老年 ISH 伴有糖尿病、低血容量，应用利尿剂、扩血管药或精神类药物者容易发生直立性低血压。老年餐后低血压（PPH）定义为：餐后 2h 内每 15min 测量血压，与餐前比较 SBP 下降 >20mmHg，或餐前 SBP≥100mmHg，餐后 <90mmHg，或餐后血压下降轻但出现心脑缺血症状（心绞痛、乏力、晕厥、意识障碍）。老年人血压波动大，影响治疗效果，血压急剧波动时，可显著增加发生心血管事件的危险。

（3）常见血压昼夜节律异常：血压昼夜节律异常的发生率高，表现为夜间血压下降幅度 <10%（非勺型）或超过 20%（超勺型），导致心、脑、肾等靶器官损害的危险增加。

（4）白大衣高血压增多。

（5）假性高血压（pseudohypertension）增多，指袖带法所测血压值高于动脉内测压值的现象（SBP 高≥10mmHg 或 DBP 高≥15mmHg），可发生于正常血压或高血压老年人。上述高血压的临床特点与老年动脉硬化血管壁僵硬度增加及血压调节中枢功能减退有关。

2. 诊断

年龄在 65 岁及以上、血压持续或 3 次以上非同日坐位血压收缩压（SBP）≥ 140mmHg 和（或）舒张压（DBP）≥90mmHg，可定义为老年高血压。若 SBP≥ 140mmHg，舒张压 <90mmHg，则定义为老年单纯收缩期高血压（ISH）。

3. 治疗

老年高血压试验汇总分析表明，降压治疗可使脑卒中减少 40%，心血管事件减少 30%；无论是收缩期或舒张期高血压，抑或是 ISH，降压治疗均可降低心脑血管病的发生率及死亡率；平均降低 10mmHg 收缩压和 4mmHg 舒张压，卒中的危险降低 30%，心血管事件和死亡率降低 13%，70 岁以上的老年男性、脉压增大或存在心血管合并症者获益更多。高龄老年高血压降压治疗可降低总死亡率和脑卒中等（HYVET 试验）。我国完成的 Syst－China、STONE 等临床试验结果均表明钙拮抗剂治疗老年人高血压可显著减少脑卒中发生风险。

老年高血压患者的血压应降至 150/90mmHg 以下，如能耐受可降至 140/90mmHg 以下。对于 80 岁以上的高龄老年人的降压的目标值为 <150/90mmHg。但目前尚不清楚老年高血压降至 140/90mmHg 以下是否有更大获益。

老年患者降压治疗应强调收缩压达标，同时应避免过度降低血压；在能耐受降压治疗前提下，逐步降压达标，应避免过快降压；对于降压耐受性良好的患者应积极进行降压治疗。

治疗老年高血压的理想降压药物应符合以下条件：①平稳、有效；②安全，不良反应少；③服药简便，依从性好。常用的 5 类降压药物均可以选用。对于合并前列腺肥大或使用其他降压药而血压控制不理想的患者，α 受体阻滞剂亦可以应用，同时注意防止直立性低血压等副作用。对于合并双侧颈动脉狭窄≥70% 并有脑缺血症状的患者，降压治疗应慎重，不应过快、过度降低血压。

收缩压高而舒张压不高甚至低的 ISH 患者治疗有一定难度。如何处理目前没有明确的证据。参考建议：当 DBP＜60mmHg，如 SBP＜150mmHg，则观察，可不用药物；如 SBP 150～179mmHg，谨慎用小剂量降压药；如 SBP≥180mmHg，则用小剂量降压药。降压药可用小剂量利尿剂、钙拮抗剂、ACEI 或 ARB 等。用药中密切观察病情变化。

（二）儿童与青少年高血压

1. 儿童高血压特点和流行现状

儿童高血压以原发性高血压为主，表现为轻、中度血压升高，通常没有自我感知，没有明显的临床症状，除非定期体检，否则不易被发现。与肥胖密切相关，50% 以上的儿童高血压伴有肥胖。一项 20 年的队列研究显示，43% 的儿童高血压 20 年后发展成为成人高血压，而儿童血压正常人群中发展为成人高血压的比例只有 9.5%。左心室肥厚是儿童原发性高血压最突出的靶器官损害，占儿童高血压的 10%～40%（表 15、表 16）。

儿童中血压明显升高者多为继发性高血压，肾性高血压是继发性高血压的首位病因，占继发性高血压的 80% 左右。随年龄增长，原发性高血压的比例逐渐升高，进入青春期的青少年高血压多为原发性。根据近 10 年部分省市的调查结果，儿童高血压患病率，学龄前儿童为 2%～4%，学龄儿童为 4%～9%。

表 15　中国儿童血压评价标准——男（mmHg）

年龄（岁）	SBP			DBP – K4			DBP – K5		
	P_{90}	P_{95}	P_{99}	P_{90}	P_{95}	P_{99}	P_{90}	P_{95}	P_{99}
3	102	105	112	66	69	73	66	69	73
4	103	107	114	67	70	74	67	70	74
5	106	110	117	69	72	77	68	71	77
6	108	112	120	71	74	80	69	73	78
7	111	115	123	73	77	83	71	74	80
8	113	117	125	75	78	85	72	76	82
9	114	119	127	76	79	86	74	77	83
10	115	120	129	76	80	87	74	78	84
11	117	122	131	77	81	88	75	78	84
12	119	124	133	78	81	88	75	78	84
13	120	125	135	78	82	89	75	79	84
14	122	127	138	79	83	90	76	79	84
15	124	129	140	80	84	90	76	79	85
16	125	130	141	81	85	91	76	79	85
17	127	132	142	82	85	91	77	80	86

定义：正常高值血压（high normal）—SBP 和（或）DBP – P_{90} ～＜P_{95}，或 12 岁及以上儿童，SBP 和（或）DBP—120/80mmHg；

高血压（hypertension）—SBP 和（或）DBP – P_{95} ～＜P_{99}；

严重高血压（severe hypertension）—SBP 和（或）DBP≥P_{99}。

表16   中国儿童血压评价标准——女（mmHg）

年龄（岁）	SBP			DBP – K4			DBP – K5		
	P₉₀	P₉₅	P₉₉	P₉₀	P₉₅	P₉₉	P₉₀	P₉₅	P₉₉
3	101	104	110	66	68	72	66	68	72
4	102	105	112	67	69	73	67	69	73
5	104	107	114	68	71	76	68	71	76
6	106	110	117	70	73	78	69	72	78
7	108	112	120	72	75	81	70	73	79
8	111	115	123	74	77	83	71	74	81
9	112	117	125	75	78	85	72	76	82
10	114	118	127	76	80	86	73	77	83
11	116	121	130	77	80	87	74	77	83
12	117	122	132	78	81	88	75	78	84
13	118	123	132	78	81	88	75	78	84
14	118	123	132	78	82	88	75	78	84
15	118	123	132	78	82	88	75	78	84
16	119	123	132	78	82	88	75	78	84
17	119	124	133	79	82	88	76	78	84

2. 诊断

儿童测量坐位右上臂肱动脉血压。选择合适袖带对于儿童血压的准确测量非常重要，理想袖带的气囊宽度应至少等于右上臂围的40%，气囊长度至少包绕上臂围的80%，气囊宽度与长度的比值至少为1：2。

儿童舒张压读数取柯氏音第Ⅳ时相（K4）还是第Ⅴ时相（K5），国内外尚不统一。成人取K5为舒张压，考虑到我国儿科教学和临床一直采用K4为舒张压，以及相当比例的儿童柯氏音不消失的显示状况，建议实际测量中同时记录K4和K5。

目前国际上统一采用 P₉₀、P₉₅、P₉₉ 作为诊断"正常高值血压（high normal）"、"高血压（hypertension）"和"严重高血压（severe hypertension）"标准。

表15、表16为2010年依据我国11余万儿童青少年血压调查数据研制出的中国儿童青少年血压参照标准。柯氏音第Ⅳ时相（K4）或第Ⅴ时相（K5）哪个更能真实反映儿童舒张压水平，至今尚无定论，故该标准同时给出K4和K5的诊断切点。

对个体而言，只有经过3次及以上不同时机测量的血压水平≥P₉₅方可诊断为高血压；随后要进行高血压程度的分级：①高血压1级：P₉₅～P₉₉+5mmHg；②高血压2级：≥P₉₉+5mmHg。儿童中"白大衣高血压"现象较为常见，可通过动态血压监测予以鉴别。

对儿童高血压的评估包括以下4个方面：高血压的病因，血压水平的真实性，靶器官损害及程度，其他心血管疾病及并发症，在评估基础上制定合理的治疗计划。

3. 治疗

原发性高血压或未合并靶器官损害的高血压儿童应将血压降至P₉₅以下；合并肾脏

疾病、糖尿病或出现高血压靶器官损害时，应将血压降至 P_{90} 以下，以减少对靶器官的损害，降低远期心血管病发病率。

绝大多数高血压儿童通过非药物治疗即可达到血压控制目标。非药物治疗是指建立健康的生活方式：

（1）控制体重，延缓 BMI 上升。

（2）增加有氧锻炼，减少静态活动时间。

（3）调整饮食结构（包括限盐），建立健康饮食习惯。

高血压儿童如果合并下述 1 种及以上情况，则需要开始药物治疗：出现高血压临床症状，继发性高血压，出现高血压靶器官的损害，糖尿病，非药物治疗 6 个月后无效者。儿童高血压药物治疗的原则是从单一用药、小剂量开始。ACEI 或 ARB 和钙拮抗剂（CCB）在标准剂量下较少发生副作用，通常作为首选的儿科抗高血压药物；利尿剂通常作为二线抗高血压药物或与其他类型药物联合使用，解决水钠潴留及用于肾脏疾病引起的继发性高血压；其他种类药物如 α 受体阻滞剂和 β 受体阻滞剂，因为副作用的限制多用于严重高血压和联合用药。

（三）妊娠高血压

1. 患病情况与定义

妊娠合并高血压的患病率占孕妇的 5% ~ 10%，其中 70% 是与妊娠有关的高血压，其余 30% 在怀孕前即存在高血压。妊娠合并高血压分为慢性高血压、妊娠期高血压和先兆子痫 3 类。慢性高血压指的是妊娠前即证实存在或在妊娠的前 20 周即出现的高血压。妊娠期高血压为妊娠 20 周以后发生的高血压，不伴有明显蛋白尿，妊娠结束后血压可以恢复正常。先兆子痫定义为发生在妊娠 20 周以后的血压升高伴临床蛋白尿（24h 尿蛋白≥300mg）；重度先兆子痫定义为血压≥160/110mmHg，有大量蛋白尿，并出现头痛、视力模糊、肺水肿、少尿和实验室检查异常（如血小板计数下降、肝酶异常），常合并胎盘功能异常。

2. 降血压治疗的策略

非药物措施（限盐、富钾饮食、适当活动、情绪放松）是妊娠合并高血压安全的、有效的治疗方法，应作为药物治疗的基础。由于所有降压药物对胎儿的安全性均缺乏严格的临床验证，而且动物试验中发现一些药物具有致畸作用，因此，药物选择和应用受到限制。妊娠期间的降压用药不宜过于积极，治疗的主要目的是保证母子安全和妊娠的顺利进行。治疗的策略、用药时间的长短及药物的选择取决于血压升高的程度，以及对血压升高所带来危害的评估。在接受非药物治疗措施以后，血压≥150/100mmHg 时应开始药物治疗，治疗目标是将血压控制在 130 ~ 140/80 ~ 90mmHg。

3. 妊娠合并高血压的处理

（1）轻度妊娠高血压药物治疗并不能给胎儿带来益处，也没有证据可以预防先兆子痫的发生。此时包括限盐在内的非药物治疗是最安全的、有效的处理方法。在妊娠的最初 20 周，由于全身血管张力降低，患者血压可以恢复正常。在继续非药物治疗下，可以停用降压药物。对于怀孕前高血压、存在靶器官损害或同时使用多种降压药物的患者，应根据妊娠期间血压水平调整药物剂量，原则上采用尽可能少的药物种类和剂量，同时应充分告知患者，妊娠早期用药对胎儿重要脏器发育影响的不确定性。血压轻度升高的先兆子痫，由于其子痫的发生率仅 0.5%，不建议常规应用硫酸镁，但需要密切观察血压和尿蛋白变化以及胎儿状况。

（2）重度妊娠合并高血压治疗的主要目的是最大程度降低母亲的患病率和病死率。在严密观察母婴状态的前提下，应明确治疗的持续时间、降压目标、药物选择和终止妊娠的指征。对重度先兆子痫，建议静脉应用硫酸镁，密切观察血压、腱反射和不良反应，并确定终止妊娠的时机。

4. 降血压药物的选择

必要时谨慎使用降压药。常用的静脉降压药物（表 17）有甲基多巴、拉贝洛尔和硫酸镁；口服药物包括 β 受体阻滞剂或钙拮抗剂；硫酸镁是治疗严重先兆子痫的首选药物。妊娠期间禁用 ACEI 或 ARB。

表 17　常用妊娠合并高血压的治疗药物

药物名称	降压机制	常用剂量	安全级别***	注意事项
甲基多巴	降低脑干交感神经张力	200～500mg，每日 2～4 次	B	抑郁、过度镇静、直立性低血压
拉贝洛尔	α、β 受体阻滞剂	50～200mg，q12h，最大 600mg/d	C	胎儿心动过缓；孕妇皮肤瘙痒
美托洛尔	β₁ 受体阻滞剂	25～100mg，q12h	C	胎儿心动过缓；胎盘阻力增高
氢氯噻嗪*	利尿、利钠	6.25～12.5mg/d	B	大剂量影响胎盘血流
硝苯地平	抑制动脉平滑肌细胞钙内流	5～20mg，q8h 或缓释制剂 10mg～20mg，q12h 或控释制剂 30～60mg，qd	C	低血压
硫酸镁**	神经肌肉阻滞剂，具有抑制钙离子内流的作用	5g 稀释至 20ml，静脉慢推 5min，维持：1～2g/h。或 5g 稀释至 20ml，深部肌内注射，每 4h 重复。总量：25～30g/d	A	低血压、肌无力

注：＊在胎盘循环已经降低的患者（先兆子痫或胎儿发育迟缓），应避免应用利尿剂。

＊＊尿量 <600ml/24h；呼吸 <16 次/分；腱反射消失，需及时停药。

＊＊＊妊娠安全分级：A：在有对照组的早期妊娠妇女中未显示对胎儿有危险，可能对胎儿的伤害极小；B：在动物生殖试验中并未显示对胎儿的危险，但无孕妇的对照组，或对动物生殖试验显示有副反应，但在早孕妇女的对照组中并不能肯定其副反应；C：在动物的研究中证实对胎儿有副反应，但在妇女中无对照组或在妇女和动物研究中无可以利用的资料，药物仅在权衡对胎儿的利大于弊时给予。

（四）高血压伴脑卒中

1. 病情稳定的脑卒中患者

一项系统评价包括 7 项随机对照试验，总样本量为 15527 例，均为缺血性卒中、出血性卒中或 TIA 患者，随访 2～5 年，结果表明抗高血压药物治疗能使所有复发性脑卒中、非致死性脑卒中、心肌梗死和所有血管事件显著减少，致死性脑卒中和血管性死亡也呈下降趋势。PATS 及 PROGRESS 结果表明，降压治疗对中国脑血管病患者二级预防有效，可明显降低脑卒中再发危险，对缺血性脑卒中和出血性脑卒中均有益。但 ProFESS 研究中降压治疗组与安慰剂组相比主要终点（包括复发卒中）并无显著差异。二级预防试验结果的差别可能与入选时间窗有关，PATS 和 PROGRESS 均入选急性脑卒中发作 4 周后（平均数月后）患者，降压治疗获得预防卒中再发的良好效果，但 PRoFESS 入选急性脑卒中发作后平均 15 天的患者，降压治疗未取得显著效果。

血压目标一般应达到 < 140/90mmHg。常用的 5 种降压药物利尿剂，钙拮抗剂、ACEI、ARB 及 β 受体阻滞剂均能通过降压而发挥预防脑卒中或 TIA 作用。可选择单药或联合用药。

对一般脑卒中后的高血压患者，应进行积极的常规降压治疗。对缺血性或出血性卒中、男性或女性、任何年龄的患者均应给予降压治疗。但对老年尤其是高龄患者、双侧颈动脉或颅内动脉严重狭窄患者、严重直立性低血压患者应谨慎降压治疗。降压药从小剂量开始，密切观察血压水平与不良反应，根据患者耐受性调整降压药及其剂量。如出现头晕等明显不良反应的，应减少剂量或停用降压药。尽可能将血压控制在安全范围（160/100mmHg 以内）。同时综合干预有关危险因素及处理并存的临床疾患，如抗血小板治疗、调脂治疗、降糖治疗、心律失常处理等。

2. 急性脑卒中的血压处理

急性脑卒中的血压处理缺乏临床试验足够证据。仅供参考建议如下：急性缺血性卒中溶栓前血压应控制在 < 185/110mmHg。急性缺血性卒中发病 24h 内血压升高的患者应谨慎处理，除非收缩压 ≥180mmHg 或舒张压 ≥100mmHg，或伴有严重心功能不全、主动脉夹层、高血压脑病者，一般不予降压，降压的合理目标是 24h 内血压降低约 15%。有高血压病史且正在服用降压药物者，如神经功能平稳，可于卒中后 24h 开始使用降压药物。

急性脑出血患者，如果收缩压 >200mmHg 或平均动脉压 >150mmHg，要考虑用持续静脉滴注积极降低血压，血压的监测频率为每 5 分钟一次。如果收缩压 >180mmHg 或平均动脉压 >130mmHg，并有疑似颅内压升高的证据者，要考虑监测颅内压，用间断或持续的静脉给药降低血压；如没有疑似颅内压升高的证据，则考虑用间断或持续的静脉给药轻度降低血压（例如，平均动脉压 110mmHg 或目标血压为 160/90mmHg），密切观察病情变化。

（五）高血压伴心房颤动

房颤是脑卒中的危险因素，非瓣膜性房颤患者每年发生缺血性脑卒中的风险性为 3% ~ 5%。所有高血压合并房颤的患者都应进行血栓栓塞的危险评估。凡是具有血栓栓塞危险因素的房颤患者，应按照现行指南进行抗凝治疗，宜在国际标准化比值（INR）指导下口服抗凝剂华法林。有资料说明，由于我国人群华法林代谢基因特点，在初始或调整华法林治疗剂量时应给予特别考虑和注意，以保证疗效并避免出血不良反应。有条件的，可做相关基因型检测。目前已有新的抗凝药物问世，将为房颤抗凝增加了新的选择。

高血压合并心房颤的低危患者最好也应用华法林，但也可给予阿司匹林，方法遵照相关指南。氯吡格雷与阿司匹林联合治疗只适合于不能应用华法林的替代治疗，且出血的发生率较高。

虽然没有证实"上游治疗"可直接预防房颤的发生，但在有其他相应适应证的房颤患者中仍主张使用以 RAAS 阻断剂为主的药物进行治疗。有研究提示 ARB 可能有降低房颤患者心力衰竭住院的作用。

（六）高血压伴冠心病

1. 降压治疗的目标水平

前瞻性协作研究表明，血压在 115/75 至 180/115mmHg 范围内冠心病的危险呈持续上升的趋势，且每增加 20/10mmHg，冠心病危险增加一倍。综合分析现有的大量资料，建议有稳定性冠心病、不稳定型心绞痛、非 ST 段抬高和 ST 段抬高心肌梗死的高血压患者目标血压水平一般可为 <130/80mmHg，但治疗更宜个体化。如患者有闭塞性冠心病、糖尿病或年龄大于 60 岁，舒张压应尽量维持在 60mmHg 以上。对于老年高血压且伴脉压差大的患者，降压治疗可导致很低的舒张压（<60mmHg）。因此，临床医师必须警惕，并仔细评估各种不良反应，尤其那些与心肌缺血共存的不良症状和体征。降压治疗对于高龄老年高血压患者降低脑卒中的发生率也是有效的，但是否也能降低冠心病事件尚缺充分的证据。

2. 伴稳定性心绞痛的高血压治疗

（1）非药物治疗和危险因素处理除控制血压外，还包括戒烟、严格控制血糖、运动锻炼、降脂，以及肥胖者减轻体重。有充分证据表明，如无禁忌证，需应用他汀类药物以及抗血小板药物阿司匹林，不能使用阿司匹林者应使用氯吡格雷。

（2）β 受体阻滞剂此类药物是治疗稳定性冠心病的基石，并可降低血压，降低病死率。糖尿病并非应用 β 受体阻滞剂的禁忌证，但患者需了解到，此药的应用有可能掩盖低血糖的肾上腺素能兴奋的症状。

（3）其他药物如有 β 受体阻滞剂使用的禁忌证，可代之以二氢吡啶类钙拮抗剂，尤其长作用的制剂（如氨氯地平、非洛地平、硝苯地平控释或缓释制剂）或长作用的非二氢吡啶类制剂（如维拉帕米或地尔硫䓬），这些药物同样对高血压伴心绞痛患者很有效。一项研究（TIBET）比较了 β 受体阻滞剂和钙拮抗剂，证实在控制稳定性心绞痛上两者的疗效相等，但大多数研究（APSIS、TIBBS 等）表明 β 受体阻滞剂更占优势。β 受体阻滞剂和二氢吡啶类钙拮抗剂合用可增加抗心绞痛的疗效。但和维拉帕米、地尔硫䓬合用，则有可能增加严重心动过缓或心脏传导阻滞的危险性。其他可应用的药物还有 ACEI 或 ARB（HOPE，EUROPA，ONTSRGET）和噻嗪类利尿剂（ALLHAT）。

3. 伴不稳定性心绞痛和非 ST 段抬高心肌梗死的高血压

常需采用综合性治疗方案，包括卧床休息、持续心电监护、氧疗、静脉给予硝酸酯类药物、应用吗啡，以及 β 受体阻滞剂或其替代药物非二氢吡啶类钙拮抗剂（如维拉帕米、地尔硫䓬）。β 受体阻滞剂或非二氢吡啶类钙拮抗剂均应在无禁忌证，且无低血压或心衰状况下应用。伴前壁心肌梗死、糖尿病、未控制的高血压，或左室收缩功能障碍的患者应加用 ACEI 或 ARB。利尿剂对于长期的血压控制，尤其患者伴容量超负荷，往往也是必需的。HOPE ONTARGET 等研究表明 ARB 或 ACEI 治疗心血管高危患者（冠心病，脑卒中，周围血管病，糖尿病），可降低心血管事件风险。

4. 伴 ST 段抬高心肌梗死的高血压

此类患者的治疗与上述的不稳定性心绞痛或非 ST 段抬高心肌梗死相似，不过，溶栓治疗、直接 PCI，以及控制心律失常等治疗可能更重要，更具紧迫性。降压药物 β 受体阻滞剂和 ACEI 适用于所有没有禁忌证的患者。血流动力学稳定（无低血压、心衰或心源性休克）的患者可以立即开始应用 β 受体阻滞剂，建议口服应用。只有在患者伴严重高血压或心肌梗死后心绞痛，且其他药物无效时，方考虑应用静脉短效的 β1 选择性阻滞剂。急性期以后的患者仍应继续使用口服 β 受体阻滞剂作为冠心病的二级预防。早期应用 ACEI 或 ARB 可显著降低发病率和病死率，尤其适用于前壁心肌梗死、伴持久性高血压、左室功能障碍或糖尿病患者。钙拮抗剂一般不宜使用，除非患者有应用 β 受体阻滞剂的禁忌证，或伴严重的梗死后心绞痛、室上性心动过速等且应用其他药物未能有效控制者，或者用于辅助性进一步降低血压的治疗。

（七）高血压合并心力衰竭

流行病学研究表明，在既往健康的人群中高血压是心衰的主要归因危险。大多数心衰患者无论有无左心室扩张和左室射血分数（LVEF）降低，均有高血压史。长期和持续的高血压促进了病理性心肌细胞肥厚和心肌损伤，后者又引起 RAAS 和交感神经系统的过度兴奋，导致一系列神经内分泌因子的激活，从而产生心肌重构，而心肌重构反过来又使 RAAS 和交感神经系统进一步兴奋性增加，加重心肌重构，形成恶性循环，最终发生心衰。

（1）降压的目标水平大型临床试验结果表明，降压治疗可降低高血压患者心衰的发生率，也可减少伴心衰患者的心血管事件，降低病死率和改善预后。对于曾有过心衰或现在仍有心衰症状与体征的高血压患者，应积极控制高血压。降压的目标水平为 <130/80mmHg。对于持续高血压患者，或高血压伴左心室肥厚，或伴左心室功能障碍但无心衰症状和体征的患者，治疗目标亦为 <130/80mmHg。这样做有利于预防出现心衰的症状和体征。

（2）药物选择和应用对于伴临床心衰或 LVEF 降低的患者，临床研究表明，阻断 RAAS 药物如 ACEI 或 ARB、醛固酮受体阻滞剂（螺内酯、依普利酮），以及交感神经系统阻滞剂及 β 受体阻滞剂等均对患者的长期临床结局有益，即可降低病死率和改善预后。这些药物形成了此类患者抗高血压治疗方案的主要成分。高血压伴心衰患者通常需合用 2 种或 3 种降压药物。在应用利尿剂消除体内过多滞留的液体，使患者处于"干重"状态后，β 受体阻滞剂加 ACEI 或 ARB 可发挥协同的有益作用，称之为优化的组合。此种组合既为抗心衰治疗所必须，又可发挥良好的降压作用。RAAS 阻滞剂和 β 受体阻滞剂均应从极小剂量起始，约为通常降压治疗剂量的 1/8 ~ 1/4，且应缓慢地增加剂量，直至达到抗心衰治疗所需要的目标剂量或最大耐受剂量。此种最终应用的剂量往往会显著高于高血压治疗中的剂量，这在一系列心衰临床试验中已得到证实。

（八）高血压伴肾脏疾病

（1）高血压和肾脏疾病的伴发关系两者存在伴发关系，高血压病可引起肾脏损害，后者又使血压进一步升高，并难以控制。肾脏疾病所致的高血压称之为肾性高血压，主要由肾血管疾病（如肾动脉狭窄）和肾实质性疾病（肾小球肾炎、慢性肾盂肾炎、多囊肾等）所致，在肾脏疾病进展过程中可产生高血压，后者又加剧肾脏病变使肾功能减退，形成恶性循环。

（2）高血压所致肾脏损害的降压治疗高血压患者如出现肾功能损害的早期表现，

如微量白蛋白尿或肌酐水平轻度升高，应积极控制血压，在患者能够耐受下，可将血压降至＜130/80mmHg，必要时可联合应用2～3种降压药物，其中应包括一种RAAS阻滞剂（ACEI或ARB）。

（3）高血压伴慢性肾脏病的降压治疗此类患者，尤其伴肾功能不全，饮食及血压控制最为重要。严格控制高血压，是延缓肾脏病变的进展，预防心血管事件发生风险的关键。目标血压可控制在130/80mmHg以下。ACEI或ARB既有降压，又有降低蛋白尿的作用，因此，对于高血压伴肾脏病患者，尤其有蛋白尿患者，应作为首选；而这两类药物联合对于减少蛋白尿可能有益，但尚缺乏更多循证依据。如不能达标可加用长效钙拮抗剂和利尿剂。若肾功能显著受损如血肌酐水平＞3mg/dl，或肾小球滤过率低于30ml/（min·1.73m²）或有大量蛋白尿，此时宜首先用二氢吡啶类钙拮抗剂；噻嗪类利尿药可替换成袢利尿药（如呋塞米）。

（4）终末期肾病的降压治疗未透析者一般不用ACEI或ARB，及噻嗪类利尿剂；可用钙拮抗剂、袢利尿剂等降压治疗。对肾脏透析患者，应密切监测血钾和肌酐水平，降压目标＜140/90mmHg。

（九）高血压合并糖尿病

高血压常伴发糖代谢异常。高血压人群的糖尿病患病率平均为18%。高血压也是糖尿病心血管和微血管并发症的重要危险因素。糖尿病一旦合并高血压，不仅使患者心脑血管意外的风险显著增加（至少是单一高血压或糖尿病的两倍），更易于发生心肌梗死、脑血管意外及末梢大血管病，并加速视网膜病变以及肾脏病变的发生和发展，其死亡风险将增加7.2倍。

（1）降压治疗的目标UKPDS研究显示，糖尿病合并高血压患者的收缩压每下降10mmHg，糖尿病相关的任何并发症风险下降12%，死亡风险下降15%。ADVANCE研究显示，药物治疗使平均血压降低5.6/2.2mmHg，微血管或大血管事件发生率下降9%，心血管死亡率降低14%，全因死亡事件的相对危险性减少14%。不过，晚近的ACCORD研究表明，强化降压（收缩压降至＜120mmHg）较之常规降压治疗（降至＜140mmg），患者并未进一步获益，而不良事件反而显著增加，提示降压治疗宜适度。经专家多次讨论认为，一般糖尿病患者的降压目标是＜130/80mmHg；老年或伴严重冠心病的糖尿病患者血压目标是＜140/90mmHg。

（2）药物的选择和应用收缩压在130～139mmHg或者舒张压在80～89mmHg的糖尿病患者，可以进行不超过3个月的非药物治疗，包括饮食管理、减重、限制钠盐摄入、适当限酒和中等强度的规律运动。如血压不能达标，应采用药物治疗。血压≥140/90mmHg的患者，应在非药物治疗基础上立即开始药物治疗；伴微量白蛋白尿的患者，也应该直接使用药物治疗。首先考虑使用ACEI或ARB，对肾脏有保护作用，且有改善糖、脂代谢上的好处；当需要联合用药时，也应当以其中之一为基础。

亦可应用利尿剂、β受体阻滞剂或二氢吡啶类钙拮抗剂。利尿剂和β受体阻滞剂宜小剂量使用，糖尿病合并高尿酸血症或痛风的患者，慎用利尿剂；反复低血糖发作的，慎用β受体阻滞剂，以免掩盖低血糖症状。有前列腺肥大且血压控制不佳的患者可使用α受体阻滞剂。血压达标通常需要2个或2个以上的药物联合治疗。联合治疗的方案中应当包括 ACEI 或 ARB。老年糖尿病患者降压目标可适当放宽至 < 140/90mmHg。

（十）代谢综合征

我国代谢综合征患病率随着年龄增加而升高，至 65 岁达高峰，50 岁之前男性高于女性，而 50 岁之后则相反；此外，还存在显著的地区差异，北方高于南方（14.6% vs 10.9%），城市高于农村（9.7% vs 4.6%）。

（1）诊断标准我国成人代谢综合征诊断如下：腰围，男性 ≥ 90cm，女性 ≥ 85cm；BP ≥ 130/85mmHg，或有高血压病史；TG ≥ 1.7mmol/L；HDL - C < 1.04mmol/L；空腹血糖 ≥ 6.1mmol/L，糖负荷 2h 血糖 ≥ 7.8mmol/L，或有糖尿病史。满足上述 3 项者即可作出诊断。我国代谢综合征的主要类型以肥胖合并高血压和血脂异常最为常见，占 53.7%，其次为肥胖合并糖代谢异常和高血压，占 30.5%。

（2）治疗原则和降压目标我国的研究显示与非代谢综合征相比，代谢综合征患者 10 年心血管病危险性增加 1.85 倍，缺血性和出血性脑卒中的危险分别增加 2.41 和 1.63 倍。代谢综合征组分中，以腹型肥胖合并高血压及低 HDL - C 者发生心血管病的危险性最高（5.25 倍），如在上述组合的基础上合并高血糖，则其脑血管病的危险性增加 16.58 倍。代谢综合征的治疗重在早期干预，健康膳食和合理运动甚为重要。其干预要求主要组分综合达标：可考虑 BP < 130/80mmHg，如合并肾脏损害，血压控制要求更严；空腹血糖水平 < 6.1mmol/L；TG < 1.7mmol/L；HDL - C > 1.04mmol/L；腰围 < 90cm（男）或 < 85cm（女）。降压药物主要推荐 ACEI 或 ARB，也可应用二氢吡啶类钙拮抗剂和保钾利尿剂，慎用 β 受体阻滞剂和噻嗪类利尿剂。

（十一）外周血管病的降压治疗

外周血管病包括肾动脉，颈动脉，下肢动脉等疾病。本节主要介绍周围动脉病（PAD）。PAD 在我国年龄大于 60 岁的人群中 PAD 的估测患病率超过 10%。由于 PAD 是系统性动脉粥样硬化的常见表现，治疗目标不仅是维持患肢功能，减少或消除症状，防止疾病进展，更重要的是还要降低心、脑血管事件的风险。治疗措施包括保守治疗、经皮介入及外科手术。保守治疗方面，要尽力纠正可能导致血管阻塞的危险因素，以减缓疾病的进展。轻中度症状的患者在医生指导下进行正规的运动训练可明显增加无间歇性跛行距离。经皮介入及外科手术血运重建是立即缓解 PAD 症状的最有效方法，用于有严重症状而保守治疗无效的患者。

一般认为下肢动脉病合并高血压的患者应该接受抗高血压治疗，降压达标有利于降低心、脑血管事件的风险。在降压过程中患肢血流可能有所下降，多数患者均可耐受，但少数严重缺血患者会出现血流进一步下降，导致症状加重，故对重症患者在降压时需考虑这种可能性，尤其要避免过度降压。研究表明 β 受体阻滞剂治疗下肢动脉病患者的高血压有效，并非禁忌。对于无高血压的有症状下肢动脉病患者，有研究表明使用血管紧张素转换酶抑制剂有利于降低心、脑血管事件的风险。

（十二）难治性高血压

在改善生活方式基础上，应用了足够剂量且合理的 3 种降压药物（包括利尿剂）

后，血压仍在目标水平之上，或至少需要 4 种药物才能使血压达标时，称为难治性高血压（或顽固性高血压），约占高血压患者的 15% ～20% 。

1. 难治性高血压原因的筛查

（1）判断是否为假性难治性高血压：常见为测压方法不当（如测量时姿势不正确、上臂较粗者未使用较大的袖带）；单纯性诊室（白大衣）高血压。结合家庭自测血压、动态血压监测可使血压测定结果更接近真实。

（2）寻找影响血压的原因和并存的疾病因素；包括与药物应用相关的原因，如患者顺从性差（未坚持服药）、降压药物选择使用不当（剂量偏低、联合用药不够合理），以及仍在应用拮抗降压的药物（如口服避孕药，肾上腺类固醇类、可卡因、甘草、麻黄等）；未改变不良生活方式或改变失败（体重增加或肥胖、吸烟、重度饮酒）；容量负荷过重（利尿剂治疗不充分、高盐摄入、进展性肾功能不全）；以及伴慢性疼痛和长期焦虑等。患者可能存在 1 种以上可纠正或难以纠正的原因。

（3）排除上述因素后，应启动继发性高血压的筛查。

2. 处理原则

（1）此类患者最好转高血压专科治疗。

（2）多与患者沟通，提高长期用药的依从性，并严格限制钠盐摄入。

（3）选用适当的联合方案：先采用 3 种药的方案例如：ACEI 或 ARB ＋ CCB ＋噻嗪类利尿剂，或由扩血管药、减慢心率药和利尿剂组成的三药联合方案，能够针对血压升高的多种机制，体现平衡的高效降压的特点，往往可以奏效。效果仍不理想者可再加用一种降压药如螺内酯、β 受体阻滞剂、α 受体阻滞剂或交感神经抑制剂（可乐定）。

（4）调整联合用药方案：在上述努力失败后，可在严密观察下停用现有降压药，重启另一种治疗方案。

（十三）高血压急症和亚急症

1. 定义

高血压急症和高血压亚急症曾被称为高血压危象。高血压急症（hypertensiveemergencies）是指原发性或继发性高血压患者，在某些诱因作用下，血压突然和显著升高（一般超过 180/120mmHg），同时伴有进行性心、脑、肾等重要靶器官功能不全的表现。高血压急症包括高血压脑病、颅内出血（脑出血和蛛网膜下腔出血）、脑梗死、急性心力衰竭、肺水肿、急性冠状动脉综合征（不稳定型心绞痛、急性非 ST 段抬高和 ST 段抬高心肌梗死）、主动脉夹层动脉瘤、子痫等应注意血压水平的高低与急性靶器官损害的程度并非成正比。一部分高血压急症并不伴有特别高的血压值，如并发于妊娠期或某些急性肾小球肾炎的患者，但如血压不及时控制在合理范围内会对脏器功能产生严重影响，甚至危及生命，处理过程中需要高度重视。并发急性肺水肿、主动脉夹层动脉瘤、心肌梗死者，即使血压仅为中度升高，也应视为高血压急症。

高血压亚急症（hypertensiveurgencies）是指血压显著升高但不伴靶器官损害。患者可以有血压明显升高造成的症状，如头痛、胸闷、鼻出血和烦躁不安等。相当多数的患者有服药顺从性不好或治疗不足。

血压升高的程度不是区别高血压急症与高血压亚急症的标准，区别两者的唯一标准是有无新近发生的急性进行性的严重靶器官损害。

2. 高血压急症的处理

当怀疑高血压急症时，应进行详尽的病史收集、体检和实验室检查，评价靶器官功能受累情况，以尽快明确是否为高血压急症。但初始治疗不要因为对患者整体评价过程而延迟。

高血压急症的患者应进入急诊抢救室或加强监护室，持续监测血压；尽快应用适合的降压药；酌情使用有效的镇静药以消除患者恐惧心理；并针对不同的靶器官损害给予相应的处理。

高血压急症需立即进行降压治疗以阻止靶器官进一步损害。在治疗前要明确用药种类、用药途径、血压目标水平和降压速度等。在临床应用时需考虑到药物的药理学和药代动力学作用，对心排出量、全身血管阻力和靶器官灌注等血流动力学的影响，以及可能发生的不良反应。理想的药物应能预期降压的强度和速度，作用强度可随时调节。常用药物详见表9。

在严密监测血压、尿量和生命体征的情况下，应视临床情况的不同使用短效静脉降压药物。降压过程中要严密观察靶器官功能状况，如神经系统症状和体征的变化，胸痛是否加重等。由于已经存在靶器官的损害，过快或过度降压容易导致组织灌注压降低，诱发缺血事件。所以起始的降压目标不是使血压正常，而是渐进地将血压调控至不太高的水平，最大限度地防止或减轻心、脑、肾等靶器官损害。

一般情况下，初始阶段（数分钟到1h内）血压控制的目标为平均动脉压的降低幅度不超过治疗前水平的25%。在随后的2~6h内将血压降至较安全水平，一般为160/100mmHg左右，如果可耐受这样的血压水平，临床情况稳定，在以后24~48h逐步降低血压达到正常水平。降压时需充分考虑到患者的年龄、病程、血压升高的程度、靶器官损害和合并的临床状况，因人而异地制定具体的方案。如果患者为急性冠脉综合征或以前没有高血压病史的高血压脑病（如急性肾小球肾炎、子痫所致等），初始目标血压水平可适当降低。若为主动脉夹层动脉瘤，在患者可以耐受的情况下，降压的目标应该低至收缩压100~110mmHg，一般需要联合使用降压药，并要重视足量β-受体阻滞剂的使用。降压的目标还要考虑靶器官特殊治疗的要求，如溶栓治疗等。不同临床情况高血压急症的血压控制详见相关章节。一旦达到初始靶目标血压，可以开始口服药物，静脉用药逐渐减量至停用。

在处理高血压急症时，要根据患者具体临床情况作其他相应处理，争取最大程度保护靶器官，并针对已经出现的靶器官损害进行治疗。

3. 高血压亚急症的处理

对高血压亚急症患者，可在24~48h将血压缓慢降至160/100mmHg。没有证据说明此种情况下紧急降压治疗可以改善预后。许多高血压亚急症患者可通过口服降压药控制，如钙拮抗剂、转换酶抑制剂、血管紧张素受体阻滞剂、α受体阻滞剂、β受体阻滞剂，还可根据情况应用袢利尿剂。初始治疗可以在门诊或急诊室，用药后观察5~6h。2~3天后门诊调整剂量，此后可应用长效制剂控制至最终的靶目标血压。到急诊室就诊的高血压亚急症患者在血压初步控制后，应给予调整口服药物治疗的建议，并建议患者定期去高血压门诊调整治疗。许多患者因为不明确这一点而在急诊就诊后仍维持原来未达标的治疗方案，造成高血压亚急症的反复发生，最终导致严重的后果。具有高危因素的高血压亚急症如伴有心血管疾病的患者可以住院治疗。

注意避免对某些无并发症但血压较高的患者进行过度治疗。在这些患者中静脉或大剂量口服负荷量降压药可产生副作用或低血压，并可能造成相应损害。应该避免这种情况。

（十四）围手术期高血压的处理

围手术期高血压是指外科手术住院期间（包括手术前、手术中和手术后，一般 3 ~ 4 天）伴发的急性血压增高（收缩压、舒张压或平均动脉压超过基线 20% 以上）。手术后高血压常开始于术后 10 ~ 20min，可能持续 4h。如果不及时治疗，患者易发生出血、脑血管意外和心肌梗死。在围手术期的过程中出现短时间血压增高，并超过 180/110mmHg 时称为围手术高血压危象，其发生率为 4% ~ 35%。既往有高血压病史特别是舒张压超过 110mmHg 者易发生围手术期血压波动。易发生高血压的手术类型有：颈动脉、腹部主动脉、外周血管、腹腔和胸腔手术。严重高血压易发生在以下手术过程中：心脏的，大血管的（颈动脉内膜剥脱术、主动脉手术），神经系统的和头颈部的手术、此外还有肾脏移植以及大的创伤等（烧伤或头部创伤）。

（1）降压治疗的目标治疗目的是保护靶器官功能。降压目标取决于手术前患者血压情况，一般应降至基线的 10%；易出血或严重心衰患者可以将血压降更低。需严密监测患者对治疗的反应并及时调整降压药物剂量。轻中度原发性高血压且不伴代谢紊乱或心血管系统异常时，不需延期手术。3 级高血压（≥180/110mmHg）应权衡延期手术的利弊再做决定。如在围手术期出现高血压急症，通常需要给予静脉降压药物，即刻目标是在 30 ~ 60min 内使舒张压降至 110mmHg 左右，或降低 10% ~ 15%，但不超过 25%。如果患者可以耐受，应在随后的 2 ~ 6 小时将血压降低至 160/110mmHg。主动脉夹层患者降压速度应更快，在 24 ~ 48h 内将血压逐渐降至基线水平。应选用那些起效迅速，作用时间短的药物如拉贝洛尔、艾司洛尔、尼卡地平、硝酸甘油、硝普钠和非诺多泮。

（2）围手术期高血压的防治高血压患者在手术前应继续降压治疗，术前数日宜换用长效降压药物并在手术当天早晨继续服药。有证据表明术前 β 受体阻滞剂的应用可以有效减少血压波动、心肌缺血以及术后房颤发生，还可降低非心脏手术的死亡率。反之，停用 β 受体阻滞剂和可乐定可以引起血压和心率的反跳。不能口服的患者可以使用静脉或舌下含服的 β 受体阻滞剂，也可以使用可乐定皮肤贴剂。术中血压骤升应积极寻找并处理各种可能的原因如疼痛、血容量过多、低氧血症、高碳酸血症和体温过低等。

七、高血压防治的对策和策略（略）

八、高血压的社区规范化管理

（一）高血压分级随访管理的内容（表 18）

根据危险分层：低危、中危、高危/很高危，将高血压患者分为一级、二级、三级管理。

表 18　社区高血压分级管理内容

项目	一级管理	二级管理	三级管理
管理对象	低危患者	中危患者	高危/很高危患者
建立健康档案	立即	立即	立即　非药物治疗
立即开始	立即开始	立即开始药物治疗	可随访观察
3 个月，仍	可随访观察 1 个月，仍	立即开始药物治疗	
（初诊者）	≥140/90mmHg 即开始	≥140/90mmHg 即开始	血压未达标会不稳定
随访测血压	3 周 1 次	2 周 1 次	1 周 1 次
血压达标且稳定后	3 月 1 次	2 月 1 次	1 月 1 次 常规随访测血压
测 BMI、腰围	2 年 1 次	1 年 1 次	6 月 1 次 检测
血脂	4 年 1 次	2 年 1 次	1 年 1 次 检测血糖
4 年 1 次	2 年 1 次	1 年 1 次检测尿常规	4 年
1 次	2 年 1 次	1 年 1 次检测肾功能	4 年 1 次
2 年 1 次	1 年 1 次心电图检查	选做	选做
选做　超声心电图检查	选做	选做	选做
转诊	必要时	必要时	必要时

注：随访监测记录说明。①血压监测：医院、社区站（中心）测量或患者自测血压均可；血压不稳定者增加随访和测压次数；鼓励患者自测血压。②其他检测项目：社区站（中心）或医院检测均可。③辅助检测的频率为基本要求，根据需要可增加监测次数。

（二）随访的方式

高血压社区随访可采用多种方式同时进行，常用的方式有病人到医院的诊所随访、定期到居民比较集中的社区站点随访、病人自我管理教育后的电话随访、对行动不便患者的入户随访以及对中青年高血压人群的网络随访。符合成本效益的是电话随访，注意在电话随访前患者应接受血压监测方法的培训。

高血压社区管理流程

高血压社区管理框架操作流程见图 4；基层高血压分级管理见图 5。

（三）高血压社区防治主要的效果评价指标（略）

九、继发性高血压

继发性高血压是病因明确的高血压，当查出病因并有效去除或控制病因后，作为继发症状的高血压可被治愈或明显缓解；继发性高血压在高血压人群中约占 5% ~ 10%；常见病因为肾实质性、内分泌性、肾血管性高血压和睡眠呼吸暂停综合征，由于精神心理问题而引发的高血压也时常可以见到。以前因为认识不足，故诊断的病例数较少。继发性高血压患者发生心血管病、脑卒中、肾功能不全的危险性更高，而病因常被忽略以致延误诊断。提高对继发性高血压的认识，及时明确病因并积极针对病因治疗将会大大降低因高血压及并发症造成的高致死及致残率。近年来对继发性高血压的鉴别已成为高血压诊断治疗的重要方面。

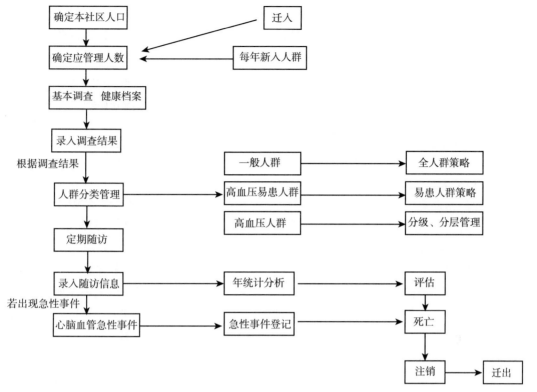

图 4　社区高血压防治框架操作流程

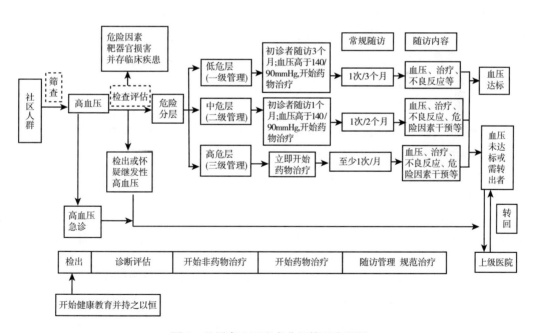

图 5　基层高血压患者分级管理流程图

（一）肾实质性高血压

病因为原发或继发性肾脏实质病变，是最常见的继发性高血压之一，其血压升高常为难治性，是青少年患高血压急症的主要病因；常见的肾脏实质性疾病包括急、慢性肾小球肾炎、多囊肾；慢性肾小管－间质病变（慢性肾盂肾炎、梗阻性肾病）；代谢性疾病肾损害（痛风性肾病、糖尿病肾病）；系统性或结缔组织疾病肾损害（狼疮性肾炎、硬皮病）；也较于遗传性肾脏疾病（Liddle 综合征）、肾脏肿瘤（肾素瘤）等。

肾实质性高血压的诊断依赖于：

（1）肾脏实质性疾病病史；蛋白尿、血尿及肾功能异常多发生在高血压之前或同时出现。

（2）体格检查往往有贫血貌、肾区肿块等。常用的实验室检查包括：血、尿常规；血电解质（钠、钾、氯）、肌酐、尿酸、血糖、血脂；24h 尿蛋白定量或尿白蛋白/肌酐比值（ACR）、12h 尿沉渣检查，如发现蛋白尿、血尿及尿白细胞增加，则需进一步行中段尿细菌培养、尿蛋白电泳、尿相差显微镜检查，明确尿蛋白、红细胞来源及排除感染；肾脏 B 超：了解肾脏大小、形态及有无肿瘤；如发现肾脏体积及形态异常，或发现肿物，则需进一步做肾脏 CT/MRI 以确诊并查病因；眼底检查；有条件的医院可行肾脏穿刺及病理学检查。肾实质性高血压需与高血压引起的肾脏损害和妊娠高血压相鉴别，肾实质性高血压肾脏病变的发生常先于高血压或与其同时出现；血压水平较高且较难控制、易进展为恶性高血压；蛋白尿/血尿发生早、程度重、肾脏功能受损明显。患肾实质性高血压者多于妊娠 20 周内出现高血压伴蛋白尿或血尿、易发生先兆子痫或子痫、分娩后仍有高血压。

肾实质性高血压应低盐饮食（每日 <6g）；大量蛋白尿及肾功能不全者，宜选择摄入高生物价蛋白，并限制在 0.3 ~ 0.6g/（kg·d）；在针对原发病进行有效治疗的同时，积极控制血压在 <130/80mmHg，有蛋白尿的患者应首选 ACEI 或 ARB 作为降压药物；长效钙拮抗剂、利尿剂、β 受体阻滞剂、α 受体阻滞剂均可作为联合治疗的药物；如肾小球滤过率 <30ml/min 或有大量蛋白尿时，噻嗪类利尿剂无效，应选用袢利尿剂治疗。

（二）内分泌性高血压

内分泌组织增生或肿瘤所致的多种内分泌疾病，由于其相应激素分泌过度增多，导致机体血流动力学改变而使血压升高。也是较常见的继发性高血压，如能切除肿瘤，去除病因，高血压可被治愈或缓解。

1. 原发性醛固酮增多症（原醛症）

原醛症是由于肾上腺自主分泌过多醛固酮，而导致水钠潴留、高血压、低血钾和血浆肾素活性受抑制的临床综合征，常见原因是肾上腺腺瘤、单侧或双侧肾上腺增生，少见原因为腺癌和糖皮质激素可调节性醛固酮增多症（GRA）。以往将低血钾作为诊断的必备条件，故认为原醛症在高血压中的患病率 <1%，但近年的报告显示：原醛症在高血压中可能占 5% ~ 15%，在难治性高血压中近 20%，仅部分患者有低血钾。建议对早发高血压或难治性高血压，伴有持续性或利尿剂引起的低血钾（血钾 <3.5mmol/L）、肾上腺意外瘤的高血压；和有原醛症家族史的高血压患者进行原醛症的筛查。

即：血浆醛固酮与肾素活性测定及比值（ARR），阳性者转上级医院进一步确诊及治疗。

2. 嗜铬细胞瘤

嗜铬细胞瘤可起源于肾上腺髓质、交感神经节或其他部位的嗜铬组织，由于过度分泌儿茶酚胺，引起持续性或阵发性高血压和多个器官功能及代谢紊乱。嗜铬细胞瘤90%以上为良性肿瘤，80%～90%发生于肾上腺髓质嗜铬质细胞，其中90%左右为单侧单个病变。起源于肾上腺以外的约占10%，恶性嗜铬细胞瘤约占5%～10%，可造成淋巴结、肝、骨、肺等转移。嗜铬细胞瘤间断或持续地释放儿茶酚胺激素作用于肾上腺素能受体后，可引起持续性或阵发性高血压，伴典型的嗜铬细胞瘤三联征，即阵发性"头痛、多汗、心悸"，同样可造成严重的心、脑、肾血管损害；大量儿茶酚胺进入血液高血压危象、低血压休克及严重心律失常等"嗜铬细胞瘤危象"。如能早期诊断并行手术切除，它又是临床可治愈的一种继发性高血压，建议：高血压伴有以下情况之一：

（1）为阵发性、持续性或持续性高血压伴阵发性加重；压迫腹部、活动、情绪变化或排大、小便可诱发高血压发作；一般降压药治疗常无效。

（2）发作时伴头痛、心悸、多汗三联症表现。

（3）同时有直立性低血压。

（4）伴糖、脂代谢异常、腹部肿物。

（5）伴有心血管、消化、泌尿、呼吸、神经系统等相关体征，但不能用该系统疾病解释的应转上级医院进行嗜铬细胞瘤的临床评估及确诊检查。

多数嗜铬细胞瘤为良性，手术切除是最有效的治疗方法，但手术有一定的危险性，术前需做好充分的准备；^{131}I－MIBG治疗是手术切除肿瘤以外最有价值的治疗方法，主要用于恶性及手术不能切除的嗜铬细胞瘤的治疗。α受体阻滞剂和（或）β受体阻滞剂可用于控制嗜铬细胞瘤的血压、心动过速、心律失常和改善临床症状。

3. 库欣综合征

库欣综合征即皮质醇增多症，其主要病因分为ACTH依赖性或非依赖性库欣综合征两大类；前者包括垂体ACTH瘤或ACTH细胞增生（即库欣病）、分泌ACTH的垂体外肿瘤（即异位ACTH综合征）；后者包括自主分泌皮质醇的肾上腺腺瘤、腺癌或大结节样增生。

建议伴有下述临床症状与体征的肥胖高血压患者进行库欣综合征临床评估及确诊检查，它们是：

（1）向心性肥胖、水牛背、锁骨上脂肪垫；满月脸、多血质；皮肤菲薄、淤斑、宽大紫纹、肌肉萎缩。

（2）高血压、低血钾、碱中毒。

（3）糖耐量减退或糖尿病。

（4）骨质疏松、或有病理性骨折、泌尿系结石。

（5）性功能减退，男性阳痿，女性月经紊乱、多毛、不育等。

（6）儿童生长、发育迟缓。

（7）神经、精神症状。

（8）易感染、机体抵抗力下降。

（三）肾动脉狭窄

肾动脉狭窄的根本特征是肾动脉主干或分枝狭窄，导致患肾缺血，肾素血管紧张素系统活性明显增高，引起高血压及患肾功能减退。肾动脉狭窄是引起高血压和（或）肾功能不全的重要原因之一，患病率约占高血压人群的 1%～3%。目前，动脉粥样硬化是引起我国肾动脉狭窄的最常见病因，据估计约为 70%，其次为大动脉炎（约25%）及纤维肌性发育不良（约 5%）。鉴于我国成人高血压患病率约达 18%，推测肾动脉狭窄的患病总数相当大。因此，安全准确地鉴别出肾动脉狭窄患者，并予以恰当的治疗具有十分重要的意义。

肾动脉狭窄诊断目的包括：

（1）明确病因。

（2）明确病变部位及程度。

（3）血流动力学意义。

（4）血管重建是否能获益。由于肾动脉狭窄的临床表现多无特异性，常依赖实验室检查作出诊断。虽可供选择的检查很多，但为了优化诊断流程，减少费用，仍需结合临床线索作进一步诊断性检查。

其临床线索包括：

（1）恶性或顽固性高血压。

（2）原来控制良好的高血压失去控制。

（3）高血压并有腹部血管杂音。

（4）高血压合并血管闭塞证据（冠心病，颈部血管杂音，周围血管病变）。

（5）无法用其他原因解释的血清肌酐升高。

（6）血管紧张素转换酶抑制剂或紧张素受体拮抗剂降压幅度非常大或诱发急性肾功能不全。

（7）与左心功能不匹配的发作性肺水肿。

（8）高血压并两肾大小不对称。如果线索越多，则肾动脉狭窄的可能性越大，但单凭临床线索做出正确诊断的可能性不到一半。目前有许多无创诊断方法，主要包括两方面：肾动脉狭窄的解剖诊断（多普勒超声、磁共振血管造影、计算机断层血管造影）和功能诊断（卡托普利肾图、分肾肾小球滤过率、分肾静脉肾素活性），可根据临床需要和实际能获得的检查项目及医院的技术实力予以选择。经动脉血管造影目前仍是诊断肾动脉狭窄的金标准，用于确定诊断及提供解剖细节。如肾动脉主干或分枝直径狭窄 ≥50%，病变两端收缩压差 ≥20mmHg 或平均压差 ≥10mmHg，则有血流动力学的功能意义。

（四）主动脉缩窄

主动脉狭窄系少见病，包括先天性主动脉缩窄及获得性主动脉狭窄。先天性主动脉缩窄表现为主动脉的局限性狭窄或闭锁，发病部位常在主动脉峡部原动脉导管开口处附近，个别可发生于主动脉的其他位置；获得性主动脉狭窄主要包括大动脉炎、动脉粥样硬化及主动脉夹层剥离等所致的主动脉狭窄。主动脉狭窄只有位于主动脉弓、降主动脉和腹主动脉上段才会引发临床上的显性高血压，升主动脉狭窄引发的高血压临床上常规的血压测量难以发现，而肾动脉开口水平远端的腹主动脉狭窄一般不会导致高血压。本病的基本病理生理改变为狭窄所致血流再分布和肾组织缺血引发的水钠潴留和 RAS 激活，结果引起左心室肥厚、心力衰竭、脑出血及其他重要脏器损害。由于主动脉狭窄远端血压明显下降和血液供应减少，可导致肾动脉灌注不足。因此，这类高血压的发生虽然主要因机械阻力增加所致，但与肾脏缺血后释放肾素增多也有关。

主动脉缩窄主要表现上肢高血压，而下肢脉弱或无脉，双下肢血压明显低于上肢（ABI < 0.9），听诊狭窄血管周围有明显血管杂音。无创检查如：多普勒超声、磁共振血管造影、计算机断层血管造影可明确狭窄的部位和程度。一般认为如果病变的直径狭窄≥50%，且病变远近端收缩压差≥20mmHg，则有血流动力学的功能意义。

（五）阻塞性睡眠呼吸暂停低通气综合征

睡眠呼吸暂停低通气综合征是指由于睡眠期间咽部肌肉塌陷堵塞气道，反复出现呼吸暂停或口鼻气流量明显降低，临床上主要表现为睡眠打鼾，频繁发生呼吸暂停的现象，可分为阻塞性、中枢性和混合性三型，以阻塞性睡眠呼吸暂停低通气综合征（OSAHS）最为常见，约占 SAHS 的 80% ~ 90%，是顽固性高血压的重要原因之一；至少 30% 的高血压患者合并 OSAHS，而 OSAHS 患者中高血压发生率高达 50% ~ 80%，远远高于普通人群的 11% ~ 12%。其诊断标准为每晚 7h 睡眠中，呼吸暂停及低通气反复发作在 30 次以上和（或）呼吸暂停低通气指数≥5 次/小时；呼吸暂停是指口鼻气流停止 10 秒以上；低通气是指呼吸气流降低到基础值的 50% 以下并伴有血氧饱和度下降超过 4%；其临床表现为：

（1）夜间打鼾，往往是鼾声 - 气流停止 - 喘气 - 鼾声交替出现，严重者可以憋醒。

（2）睡眠行为异常，可表现为夜间惊叫恐惧、呓语、夜游。

（3）白天嗜睡、头痛、头晕、乏力，严重者可随时入睡。部分患者精神行为异常，注意力不集中、记忆力和判断力下降、痴呆等。

（4）个性变化，烦躁、激动、焦虑；部分患者可出现性欲减退、阳痿；患者多有肥胖、短颈、鼻息肉；鼻甲、扁桃体及悬雍垂肥大；软腭低垂、咽腔狭窄、舌体肥大、下颌后缩及小颌畸形；OSAHS 常可引起高血压、心律失常、急性心肌梗死等多种心血管疾病。

多导睡眠监测是诊断 OSAHS 的"金标准"；呼吸暂停低通气指数（AHI）是指平均每小时呼吸暂停低通气次数，依据 AHI 和夜间 SaO_2 值，分为轻、中、重度。轻度：AHI 5 ~ 20，最低 SaO_2 ≥86%；中度：AHI 21 ~ 60，最低 SaO_2 80% ~ 85%；重度：AHI > 60，最低 SaO_2 < 79%。

减轻体重和生活模式改良对 OSAHS 很重要，口腔矫治器对轻、中度 OSAHS 有效；而中、重度 OSAHS 往往需用 CPAP；注意选择合适的降压药物；对有鼻、咽、腭、颌解剖异常的患者可考虑相应的外科手术治疗。

（六）药物性高血压

药物性高血压是常规剂量的药物本身或该药物与其他药物之间发生相互作用而引起血压升高，当血压 > 140/90mmHg 时即考虑药物性高血压。主要包括：①激素类药物；②中枢神经类药物；③非类固醇类抗炎药物；④中草药类；⑤其他。原则上，一旦确诊高血压与用药有关，应该停用这类药物，换用其他药物或者采取降压药物治疗。

十、指南的推广与实施（略）

十一、编后语

本指南的编写基于国内外最新研究证据并结合中国的国情。在编写过程中我们深感高血压领域还有许多问题没有明确的结论，缺乏足够的证据。这种情况对今后高血压及相关疾病的防治工作提出了挑战。对这些没有阐明和解决的问题进行深入的研究是摆在每一位防治工作人员面前的重要任务。因此我们不但要学习贯彻指南，而且要利用指南这个平台开展广泛的协作研究，以能在将来积累足够的证据，更好地指导防治工作。这些需要深入探讨和研究的领域包括：

（1）高血压患者的危险分层依据；

（2）不同危险水平患者的血压控制目标；

（3）不同层次医疗机构药物治疗最佳方案的探讨；

（4）血压测量方法及设备研制和评估；

（5）血压变异的意义及其评估方法；

（6）现有降压药物长期应用效果的评估和比较；

（7）某些高危高血压患者降压治疗的血压目标；

（8）高血压及心血管病患者综合防治方案；

（9）新危险因素致病机制和干预措施研究；

（10）特殊人群（老年、儿童、孕妇）高血压流行病和防治；

（11）工作场所和社区高血压防治模式探讨；

（12）高血压药物基因组学研究；

（13）植入颈动脉窦刺激仪、肾脏交感神经消融术等控制难治性高血压的效果。

各地高血压及相关疾病防治人员应结合本地高血压流行的特点和防治现状，因地制宜地开展各项研究工作。研究工作必须要有充分的准备。在阅读文献的基础上提出要研究和解决的问题（提出假设），并写好研究计划，应包括研究的设计，测量项目和方法以及研究结果的评价方法。

十二、致谢（略）

《中国高血压防治指南》修订委员会　2011.3.16

附件1：分级推荐

目前，全国统一的医疗服务与保障体系尚未建设完成，而各省、市、自治区之间的经济与社会发展水平又存在很大差异，因此，本指南设定标准与基本两个治疗目标。

	标准（常规）建议 Standard（routine）	基本建议 Basic（minimum）
诊断评估	全面的病史及家族史采集	同标准建议
体格检查	• 正确测量血压 • 必要时测定立卧位血压和四肢血压、心率 • 测量体重指数（BMI），测量腰围及臀围 • 检查眼底，观察有无库欣面容、神经纤维瘤性皮肤斑、甲状腺功能亢进性突眼征、下肢水肿 • 听诊颈动脉、胸主动脉、腹部动脉及股动脉有无杂音，1甲状腺触诊，全面的心肺检查，检查腹部有无肾脏增大、肿块 • 四肢动脉搏动 • 神经系统检查	同标准建议
实验室检查	• 心电图 • 超声心动图 • 血糖（空腹为宜） • 血清总胆固醇 • 血清高密度脂蛋白胆固醇（HDL–C） • 空腹血清甘油三酯 • 血清尿酸 • 血清肌酐 • 血清钾 • 血红蛋白及血细胞比容 • 尿液分析 • 糖耐量试验 以下检查项目可根据需要选做： 　• 24h动态血压监测（ABPM） 　• 家庭血压监测 　• 脉搏波传导速度（PWV） 　• 踝臂血压指数（ABI） 　• 颈动脉超声 　• 眼底镜检查（严重高血压者） 　• C–反应蛋白 　• 尿微量白蛋白（糖尿病病人的必查项目） 　• 尿蛋白定量（如纤维试纸检查为阳性） 　• 胸片 　• 认知功能评价 　• 其他对有助于评估靶器官损害的检查	• 心电图 • 根据病史记录患者近期完成的实验室检查结果 • 如有条件，尽量完成标准建议所要求内容1如对确诊或进一步评估有困难，尽早转诊
转诊	如怀疑继发性高血压，转诊至高血压专科进一步行专科检查	同标准建议
血压测量	根据指南的推荐，正确测量诊室血压，对有适应证的患者进行动态血压和家庭血压监测	同标准推荐
危险分层	根据血压水平和危险因素、是否合并靶器官损害、糖尿病及并存的临床疾病，准确评估危险程度	根据现有条件，做相应的检查，主要结合血压水平及临床病史，做初步的危险评估
治疗目标	高血压患者的首要治疗目标是最大程度的降低长期心血管发病和死亡的总危险。在治疗高血压的同时，需要治疗所有已明确的可逆的危险因素，包括吸烟、血脂异常和糖尿病，还要合理控制并存临床疾患	同标准推荐

	标准（常规）建议 Standard（routine）	基本建议 Basic（minimum）
血压控制目标	普通高血压患者的血压（收缩压和舒张压）均应严格控制在140/90mmHg以下；糖尿病、慢性肾病、稳定性冠心病、脑卒中后患者的血压控制更宜个体化，一般可以降至130/80mmHg以下；老年人收缩压降至150mmHg以下。如能耐受，以上全部患者的血压水平还可以进一步降低	同标准推荐
非药物治疗	●减少钠盐的摄入量 ●减轻体重 ●多吃水果和蔬菜，减少食物中饱和脂肪酸的含量和脂肪总量 ●减少过多的酒精摄入 ●适当运动 ●减轻精神压力，保持心理平衡 ●戒烟	●对于患者做改善生活方式的宣教 ●强调注意膳食中的合理配伍、注意通过适当运动控制体重的过度增加 ●强调戒烟
药物治疗目标	降低高血压患者血压使其达到相应患者的目标水平，通过降压治疗使高血压患者的心脑血管病发生和死亡总危险降低	同标准推荐
药物的选择	●选择经大规模临床试验证实有效的药物和药物的剂量，治疗的患者应与临床试验所入选的那些研究对象相同 ●采用较小的有效剂量以获得可能有的疗效而使不良反应最小，如有效而不满意，可逐步增加剂量以获得最佳疗效 ●最好使用一天一次给药而有持续24h作用的长效降压药物 ●为使降压效果增大而不增加不良反应，用低剂量单药治疗疗效不满意的可以采用两种或多种降压药物联合治疗。事实上，2级以上高血压为达到目标血压常需降压药联合治疗	尽量选择有临床试验证据的降压药物，如无此条件，也应考虑降压效应明确，潜在副作用少的单剂或复方制剂，尽量但不一定选择长效药物
其他药物的应用	根据本指南及相关疾病的指南，如有指征且无禁忌证，积极给予抗血小板、调脂、降糖等治疗	同标准推荐，必要时转诊至相关诊疗科室
治疗随诊	●根据患者的心血管总危险分层及血压水平，由医生视具体情况而定 ●根据危险分层，采取分级管理的随诊原则 ●建立高血压专科门诊随访病人	同标准推荐，如无高血压专科，也应由具有相关资质的医护负责随诊
考核评估办法	建立基于网络的电子化数据库平台，实时监测高血压及相关疾病患者的血压水平，用药基本情况，对合并的心血管病危险因素和并存的临床情况的处理情况，评估结果纳入各级医院的绩效考核体系	建立高血压及相关疾病的患者的电子化数据库，并定期监测高血压及相关疾病患者的情况，对合并的心血管病危险因素和并存的临床情况的处理情况，评估结果纳入各级医院的绩效考核体系

附录五 2009 年版基层版高血压防治指南

中国高血压防治指南

（2009 年基层版）

刘力生，王文，姚崇华，代表《中国高血压防治指南》（基层版）编撰委员会

中华人民共和国卫生部疾病预防控制局，

卫生部心血管病防治研究中心，高血压联盟（中国）

高血压是导致心脏病、脑血管病、肾脏病发生和死亡的最主要的危险因素，是全球人类最常见的慢性病。我国居民高血压患病率持续增长，估计现患高血压 2 亿人。每 10 个成人中就有 2 人是高血压。心脑血管病死亡居我国居民死亡原因首位，已成为威胁我国居民健康的重大疾病。心脑血管病的发生和死亡一半以上与高血压有关，控制高血压是防治心脑血管病的关键。

高血压是可以控制的，大多数患者需要长期治疗。降压治疗的好处得到公认，降低高血压患者的血压水平，可明显减少脑卒中风险及心脏病风险。当前，我国高血压防治的首要任务是提高人群高血压的知晓率、治疗率和控制率。超重/肥胖或腹型肥胖，高盐饮食，长期过量饮酒，长期精神过度紧张是高血压发病的可改变的危险因素。高血压的防治是一项社会工程，需要政府主导、部门协调、专家培训指导、媒体宣传教育、企业支持参与、社区具体实施。大部分的高血压患者就诊于城镇社区和乡村卫生服务机构，基层是防治高血压的主战场，基层医生是高血压防治的主力军。因此，基层高血压的检出、诊断评估、治疗和管理工作至关重要。

中国高血压防治指南（基层版）主要面向基层（城镇社区和乡村）医生，也适用于部分医院内科、老年科、其他专业的医务人员、疾病预防控制人员、卫生管理者、医学教育者及其他卫生人员。本指南作为基层医生培训教材和基层高血压防治的指导参考（高血压基本概念见附件 1）。

一、高血压的检出

高血压通常无自觉症状，俗称"无声杀手"。建议正常成年人至少每 2 年测量 1 次血压；利用各种机会将高血压检测出来。

（一）血压测量

1. 血压测量的重要性

血压值是高血压诊断和疗效评估及考核的主要指标，因此测量的血压值应当准确。血压测量规范见附件 2。

2. 血压测量要点

应使用合格的水银柱血压计或符合国际标准的上臂式电子血压计。规范血压测量操作程序和如实记录血压数值。测压前被测者至少安静休息 5min，被测者取坐位，测

压时安静、不讲话、肢体放松。袖带大小合适，紧缚上臂，袖带与心脏处同一水平。听诊以柯氏音第Ⅰ音为收缩压，以柯氏音第音（消失音）为舒张压。两次血压测量间隔时间 1~2min。使用水银柱血压计测量，则血压读数取偶数，读数精确到 2mmHg，避免尾数 "0" 偏好。使用上臂式电子血压计测量时，以显示的血压读数为准。提倡高血压患者在家庭自测血压，如血压达标且稳定，一般每周自测血压 1 次；血压未达标或不稳定，则增加自测血压次数。

（二）有计划地测量成人血压

有计划地测量辖区全部成年人的血压，建议正常成人至少每 2 年测量血压 1 次。

（三）机会性筛查

在日常诊疗过程中检测发现血压异常升高者；利用各种公共活动场所，如老年活动站、单位医务室、居委会、血压测量站等测量血压；通过各类从业人员体检、健康体检、建立健康档案、进行基线调查等机会筛查血压；在各种公共场所安放半自动或自动电子血压计，方便公众自测血压。

（四）重点人群筛查

在各级医疗机构门诊对 35 岁以上的首诊患者应测量血压；高血压易患人群（如血压 130~139/85~89mmHg、肥胖等）筛查，建议每半年测量血压 1 次。

（五）初次发现血压增高的评估

对首次发现收缩压≥140mmHg 和（或）舒张压≥90mmHg 者应进行评估处理，如收缩压≥180mmHg 和（或）舒张压≥110mmHg 者，立即考虑药物治疗并建议加强随访监测血压，应在 2 周内多次测量血压；如可疑高血压急症，立即转上级医院。如收缩压 140~179mmHg 和（或）舒张压 90~109mmHg 者，建议随访观察，至少 4 周内隔周测量血压 2 次。

二、高血压的诊断与评估

（一）高血压的定义

在未用抗高血压药的情况下，非同日 3 次测量，收缩压≥140mmHg 和（或）舒张压≥90mmHg，可诊断为高血压。患者既往有高血压史，目前正在服用抗高血压药，血压虽低于 140/90mmHg，也应诊断为高血压。

收缩压≥140mmHg 和舒张压≥90mmHg 的为收缩期和舒张期（双期）高血压；收缩压≥140mmHg 而舒张压<90mmHg 为单纯收缩期高血压（ISH）；收缩压<140mmHg 而舒张压≥90mmHg 的为单纯舒张期高血压。

（二）血压水平分级

18 岁以上成人的血压按不同水平定义和分级见表 1。

表1 血压水平的定义和分级

级别	收缩压（mmHg）		舒张压（mmHg）
正常血压	<120	和	<80
正常高值	120～139	和（或）	80～89
高血压	≥140	和（或）	≥90
1级高血压（轻度）	140～159	和（或）	90～99
2级高血压（中度）	160～179	和（或）	100～109
3级高血压（重度）	≥180	和（或）	≥110
ISH	≥140	和	<90

注：ISH：单纯收缩期高血压。若患者的收缩压与舒张压分属不同级别时，则以较高级别为准；ISH也可按照收缩压水平分为1、2、3级。

（三）按患者的心血管绝对危险水平分层

1. 影响预后的因素

影响高血压患者预后的因素包括心血管病的危险因素、靶器官损害以及并存临床情况。

对初诊患者通过全面询问病史、体格检查及各项辅助检查，找出影响预后的因素。

影响预后的因素可参考附件3。各地在评估影响预后的危险因素时可根据实际情况将其分为"基本"要求和"常规"要求两个档次（表2）。

2. 根据心血管总体危险量化估计预后

根据患者血压水平、现存的危险因素、靶器官损害、伴发临床疾患进行危险分层。将患者分为低危、中危、高危3层（表3～表5）。低危、中危、高危分层的主要内容：低危：1级高血压，且无其他危险因素；中危：2级高血压；1级高血压并伴1～2个危险因素；高危：3级高血压；高血压1或2级伴≥3个危险因素；高血压（任何级别）伴任何一项靶器官损害（左心室肥厚、颈动脉内膜增厚、肾功能受损）；高血压（任何级别）并存任何一项临床疾患（心脏病、脑血管病、肾病、周围血管病、糖尿病等）。

表2 高血压患者危险分层的检查评估指标

检查项目	基本要求	常规要求
询问病史和简单体验	+	+
测量血压：分为1、2、3级	+	+
肥胖：BMI≥28kg/m² 或腰围男≥90cm，女≥85cm	+	+
年龄>55岁	+	+
正在吸烟	+	+
已知血脂异常	+	+
缺乏体力活动	+	+
早发心血管病家族史（一级亲属，50岁以前发病）	+	+
脑血管病（脑卒中、短暂脑缺血发作）病史	+	+
心脏病（冠心病：心绞痛、心肌梗死、冠脉重建，心力衰竭）病史	+	+
周围血管病	+	+
肾脏病	+	+

检查项目	基本要求	常规要求
糖尿病	+	+
实验室检查		
空腹血糖≥7.0mmol/L	–	+
心电图（左心室肥厚）	–	+
空腹血脂：血总胆固醇≥5.7mmol/L，LDL－C≥3.3mmol/L；HDL－C<1.0mmol/L； 三酰甘油≥1.7mmol/L（基层指南）	–	+
血肌酐：男≥115μmol/L（≥1.3mg/dl）；女≥107μmol/L（≥1.2mg/dl）	–	+
尿蛋白：	–	+
尿微量白蛋白30～300mg/24h，或白蛋白/肌酐：男≥22mg/g，女≥31mg/g	–	+
眼底（视乳头水肿、眼底出血）	–	+
X线胸片（左室扩大）	–	+
超声（颈动脉内中膜增厚或斑块，心脏左心室肥厚）	–	+
动脉僵硬度（PWV>12m/s）	–	+
其他必要检查	–	+

注：BMI：体质量指数；冠心病：冠状动脉性心脏病；LDL－C：低密度脂蛋白胆固醇；HDL－C：高密度脂蛋白胆固醇；PWV：脉搏波传导速度。－：选择性检查的项目；＋要求完成的检查项目。按"基本要求"检查评估的项目较少，可能低估了患者心血管病发生的危险；有条件的地区应按常规要求完成全部项目的检查评估。

表3 简化危险分层表

分层	主要内容
低危	①高血压1级且无其他危险因素
中危	①高血压2级或②高血压1级伴危险因素1～2个
高危	①高血压3级或②高血压1或2级伴危险因素≥3个或③靶器官损害或④临床疾患

表4 简化危险分层项目内容

项目	具体内容
高血压分级	1级：140～159/90～99；2级：160～179/100～109；3级：≥180/110mmHg
危险因素	年龄≥55岁；吸烟；血脂异常；早发心血管病家庭史；肥胖；缺乏体力活动
靶器官损害	左心室肥厚；颈动脉内中膜增厚，斑块；肾功能受损
临床疾患	脑血管病；心脏病；肾脏病；周围血管病；视网膜病变；糖尿病

表5 根据心血管总体危险量化估计预后危险度分层表

其他危险因素、靶器官损害和疾病史	血压（mmHg）		
	1级高血压 收缩压140～159 或舒张压90～99	2级高血压 收缩压160～179 或血压100～109	3级高血压 收缩压≥180 或舒张压≥110
Ⅰ：无其他危险因素	低危	中危	高危
Ⅱ：1～2个危险因素	中危	中危	高危

其他危险因素、靶器官损害和疾病史	血压（mmHg）		
	1 级高血压 收缩压 140～159 或舒张压 90～99	2 级高血压 收缩压 160～179 或血压 100～109	3 级高血压 收缩压≥180 或舒张压≥110
Ⅲ：≥3 个危险因素 　靶器官损害 　并存临床疾患	高危	高危	高危

注：本基层指南将《中国高血压指南》（2005 年修订版）的高危和很高危分层合并为高危。危险因素指：高血压，年龄≥55 岁，吸烟，血脂异常，早发心血管病家庭史，肥胖，缺乏体力活动；靶器官损害指：左心室肥厚，颈动脉内中膜增厚或斑块，肾功能受损；临床疾患指：脑血管病、心脏病、肾脏病、周围血管病、视网膜病变和糖尿病等。

（四）排除继发性高血压

常见继发性高血压有肾脏病、肾动脉狭窄、原发性醛固酮增多症、嗜铬细胞瘤、皮质醇增多症、大动脉疾病、睡眠呼吸暂停综合征、药物引起的高血压等。

以下几种情况应警惕继发性高血压的可能，应及时转上级医院进一步检查确诊：发病年龄＜30 岁；重度高血压（高血压 3 级以上）；血压升高伴肢体肌无力或麻痹，常呈周期性发作，或伴自发性低血钾；夜尿增多，血尿、泡沫尿或有肾脏疾病史；阵发性高血压，发作时伴头痛、心悸、皮肤苍白及多汗等；下肢血压明显低于上肢，双侧上肢血压相差 20mmHg 以上、股动脉等搏动减弱或不能触及；夜间睡眠时打鼾并出现呼吸暂停；长期口服避孕药者；降压效果差，不易控制。

（五）高血压初诊患者诊断与评估程序

1. 初诊高血压的检查评估项目

（1）病史采集

了解高血压发病时间（年龄），血压最高水平和一般水平，伴随症状，降压药使用情况及治疗反应；尤其注意有无继发性高血压症状；个人史：了解个人生活方式，包括饮食习惯（油脂、盐摄入）和嗜好（酒精摄入量，吸烟情况），体力活动量，体质量变化；女性已婚患者，注意询问月经及避孕药使用情况。

了解有无冠状动脉性心脏病（冠心病）、心力衰竭、脑血管病、外周血管病、糖尿病、痛风、血脂异常、支气管痉挛、睡眠呼吸暂停综合征、肾脏疾病等病史。

询问高血压、糖尿病、冠心病、脑卒中家族史及其发病年龄等家族史。

了解家庭、工作、个人心理及文化程度等社会心理因素。

（2）体格检查

记录年龄、性别；多次规范测量非同日血压；老年人测坐位、立位血压；测量身高、体质量，腰围；其他必要的体检：如心率、心律、大动脉搏动及大血管杂音等。

（3）实验室检查

基本检查：尿常规（尿蛋白、尿糖、比重）；血钾；血红蛋白；常规检查：血肌酐；空腹血脂（总胆固醇、低密度脂蛋白胆固醇、高密度脂蛋白胆固醇、三酰甘油）；血尿酸；空腹血糖；心电图；眼底；超声心动图。必要时可检查颈动脉超声、尿蛋白、尿微量白蛋白、胸片、动脉僵硬度等。

（4）靶器官损害症状和体征

①心脏：心悸、胸痛、心脏杂音、下肢水肿；②脑和眼：头晕、眩晕、视力下降、感觉和运动异常；③肾脏：多尿、血尿、泡沫尿、腹部有无肿块，腰部及腹部血管性杂音；④周围血管：间歇性跛行，四肢血压，脉搏，血管杂音，足背动脉搏动减弱。

2. 高血压的诊断及临床评估内容

根据高血压患者的病史、家族史、体格检查、实验室检查及治疗情况作出诊断性评估，便于高血压的鉴别诊断、心血管病发生危险度的量化评估，指导确定诊治措施及判断预后。

初次发现高血压，尚不能排除继发性高血压，可诊断为"高血压（原因待查）"。基本上已排除继发性高血压，可诊断为原发性高血压。按血压增高水平高血压分为1、2、3级。按危险程度简化高血压危险度分为低危、中危、高危3层。

3. 血压评估的书写格式

写明诊断及血压级别，对危险分层是否表述不做规定。范例：某患，男性，55岁，吸烟。2个月前发现血压增高为146/92mmHg，1个月前测量为156/98mmHg，此次就诊血压为152/96mmHg。诊断为高血压1级（1级高血压并伴2个危险因素，危险分层为中危）。

三、高血压的治疗

（一）治疗目标

高血压治疗主要目标是血压达标，以期最大限度地降低心脑血管病发病及死亡总危险。

普通高血压患者血压降至140/90mmHg以下；老年（≥65岁）高血压患者的血压降至150/90mmHg以下；年轻人或糖尿病、脑血管病、稳定性冠心病、慢性肾病患者血压降至130/80mmHg以下；如能耐受，以上全部患者的血压水平还可进一步降低。降压治疗的血压低限值尚未确定，但冠心病或高龄患者舒张压低于60mmHg时应予以关注。

在治疗高血压的同时，干预患者的所有危险因素，并适当处理患者同时存在的各种临床疾患。

一般情况下，1~2级高血压争取在4~12周内血压逐渐达标，并坚持长期达标；若患者治疗耐受性差或老年人达标时间可适当延长。

根据患者心血管总体危险程度和具体情况决定治疗措施。

（二）高血压药物治疗的时机

高血压初步诊断后，均立即采取治疗性生活方式干预。3级高血压或伴发心脑血管病、糖尿病、肾脏病等高危患者，立即开始并长期药物治疗。1~2级高血压患者伴头晕等不适症状的，考虑小剂量药物治疗；如无症状，则仔细评估有关危险因素、靶器官损害及伴发临床疾患，危险分层属高危的，立即药物治疗；属中危的，则随访1月内，2次测量血压，如平均血压≥140/90mmHg者，则开始药物治疗；如血压<140/90mmHg的继续监测血压；属低危的，则随访3个月内，多次测量血压，如平均血压≥140/90mmHg者，考虑开始药物治疗；如血压<140/90mmHg的继续监测血压。

提倡高血压患者使用上臂式电子血压计进行家庭自测血压以协助评估,自测血压平均值≥135/85mmHg者考虑高血压。注意鉴别初诊的1~2级高血压中的白大衣高血压。

经随访观察后,一般高血压患者血压水平≥140/90mmHg,初诊高血压的评估干预流程见图1。

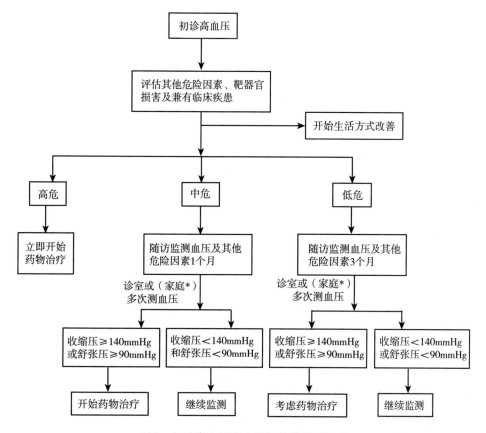

图1　初诊高血压病人的评估及干预流程

　＊　家庭自测血压平均值比诊室血压低5mmHg(即家庭135/85mmHg相当于诊室的140/90mmHg)。血压单位为"mmHg"(1 mmHg＝0.133kPa)。

(三)高血压非药物治疗(生活方式干预)

非药物治疗包括提倡健康生活方式,消除不利于心理和身体健康的行为和习惯,达到控制高血压以及减少其他心血管疾病的发病危险。非药物治疗有明确的降压效果,如肥胖者体质量减轻10kg收缩压可下降5~20mmHg,膳食限盐(食盐<6g),收缩压可下降2~8mmHg。规律运动和限制饮酒均可使血压下降。对于高血压患者及易患人群,不论是否已接受药物治疗,均需进行非药物治疗,并持之以恒。

非药物治疗目标及措施见表6。

(四)高血压的药物治疗

1. 治疗原则

采用较小的有效剂量以获得疗效而使不良反应最小,逐渐增加剂量或联合用药,争取1~3个月内血压达标。

表 6　非药物治疗目标及措施

内容	目标	措施
减少钠盐摄入	每人食盐量逐步降至 6g/d	①日常生活中食盐主要来源为烹饪用盐以及腌制、卤制、泡制的食品，应尽量少用上述高盐食品 ②建议在烹调时尽可能用量具称量加用的食盐量，如特制的盐勺；如普通啤酒瓶盖去掉胶皮垫后水平装满可盛 6g 食盐 ③用替代产品，如代用盐、食醋等 ④宣传高盐饮食的危害，高盐饮食易患高血压
合理饮食	减少膳食脂肪	①总脂肪占总热量的 < 30%，饱和脂肪 < 10%，食油 < 25g/d；瘦肉类 50～100g/d，鱼虾类 50g/d ②新鲜蔬菜 400～500g/d，水果 100g/d ③蛋类 3～4 个/周，奶类 250g/d，少吃糖类和甜食
规律运动	强度：中等量； 频次：3～5 次/周； 持续时间：持续 30 分/次左右	①运动的形式可以根据自己的爱好灵活选择 ②步行、快走、慢跑、游泳、气功、太极拳等项目均可 ③运动的强度可通过心率来反映，运动时上限心率 = 170 - 年龄 ④对象为没有严重心血管病的患者 ⑤应注意量力而行，循序渐进
控制体质量	BMI < 24kg/m² 腰围：< 90cm（男）；< 85cm（女）	①减少油脂性食物摄入，不吃肥肉和动物内脏 ②减少总食物摄入量 ③增加新鲜蔬菜和水果的摄入 ④增加足够的活动量，至少保证每天摄入能量与消耗能量的平衡 ⑤肥胖者若非药物治疗效果不理想，可考虑辅助用减肥药物 ⑥宣传肥胖的危害，肥胖者易患高血压和糖尿病
戒烟	坚决放弃吸烟提倡科学戒烟	①宣传吸烟危害，吸烟有害健康，让患者产生戒烟愿望 ②采取突然戒烟法，一次性完全戒烟；对烟瘾大者逐步减少吸烟量 ③戒断症状明显的可用尼古丁贴片或安非他酮 ④避免吸二手烟 ⑤告诫患者克服依赖吸烟的心理，及惧怕戒烟不被理解的心理 ⑥家人及周围同事应给予理解、关心和支持 ⑦采取放松、运动锻炼等方法改变生活方式，辅助防止复吸
限制饮酒	不饮酒；如饮酒，则少量： 白酒 < 50ml/d、 葡萄酒 < 100ml/d、 啤酒 < 250ml/d	①宣传过量饮酒的危害；过量饮酒易患高血压。如饮酒，则少量 ②不提倡高血压患者饮酒，鼓励限酒或戒烟 ③酗酒者应逐渐减量；酒瘾严重者，可借助药物戒酒 ④家庭成员应帮助患者解除心理症结，使之感受到家庭的温暖 ⑤成立各种戒酒协会，进行自我教育及互相约束
心理平衡	减轻精神压力保持平衡心理	保持乐观情绪、减轻心理负担、克服多疑心理、纠正不良性格、抵御不良社会因素、进行心理咨询、音乐疗法及自律训练或气功等

BMI：体质量指数。

为了有效地防止靶器官损害，要求 24h 内血压稳定于目标范围内，积极推荐使用给药 1 次/日而药效能持续 24h 的长效药物。若使用中效或短效药，须用药 2～3 次/日。

为使降压效果增大而不增加不良反应，可以采用两种或多种不同作用机制的降压药联合治疗。实际治疗过程中 2 级以上高血压或高危患者要达到目标血压，常需要降压药联合治疗。

根据患者具体情况选用更适合该患者的降压药进行个体化治疗。

2. 常用降压药的种类

当前常用于降压的药物主要有以下 5 类，即：钙拮抗剂、血管紧张素转换酶抑制剂（ACEI）、血管紧张素受体拮抗剂（ARB）、利尿药（噻嗪类）、β 受体阻滞剂（βB）。以上 5 类降压药及固定低剂量复方制剂均可作为高血压初始或维持治疗的选择药物。此

外还有 α 受体阻滞剂和其他降压药。根据国家基本药制度，基层降压药的选择应考虑安全有效、使用方便、价格合理和可持续利用的原则；考虑降低高血压患者血压水平比选择降压药的种类更重要。我国常用口服降压药物参见附件 4。在国家基本药目录基础上，适当增加其他基层常用降压药。基层常用降压药及使用方法参考附件 5。

3. 降压药物的选择

医生应对每一位患者进行个体化治疗，根据其具体情况选择初始治疗和维持治疗药物。首先要掌握药物治疗的禁忌证和适应证，根据病情和患者意愿选择适合该患者的药物；治疗中应定期随访病人，了解降压效果和不良反应。

（1）钙拮抗剂

二氢吡啶类钙拮抗剂无绝对禁忌证，降压作用强，对糖脂代谢无不良影响；我国抗高血压临床试验的证据较多，均证实其可显著减少脑卒中事件；故推荐基层使用二氢吡啶类钙拮抗剂。适用于大多类型高血压，尤对老年高血压、ISH、稳定型心绞痛、冠状或颈动脉粥样硬化、周围血管病患者适用。可单药或与其他 4 类药联合应用。对伴有心力衰竭或心动过速者应慎用二氢吡啶类钙拮抗剂，对不稳定心绞痛者不用硝苯地平。少数病人可有头痛、踝部水肿、牙龈增生等不良反应。

（2）ACEI

降压作用明确，保护靶器官证据较多，对糖脂代谢无不良影响；适用于 1～2 级高血压，尤对高血压合并慢性心力衰竭、心肌梗死后、心功能不全、糖尿病肾病、非糖尿病肾病、代谢综合征、蛋白尿/微量白蛋白尿患者有益。可与小剂量噻嗪类利尿剂或二氢吡啶类钙拮抗剂合用。对双侧肾动脉狭窄、妊娠、高血钾者禁用；注意咳嗽等不良反应，偶见血管神经性水肿。

（3）ARB

降压作用明确，保护靶器官作用确切，对糖脂代谢无不良影响；适用于 1～2 级高血压，尤对高血压合并左心室肥厚、心力衰竭、心房纤颤预防、糖尿病肾病、代谢综合征、微量白蛋白尿、蛋白尿患者有益，也适用于 ACEI 引起咳嗽者。可与小剂量噻嗪类利尿剂或二氢吡啶类钙拮抗剂合用。对双侧肾动脉狭窄、妊娠、高血钾者禁用；偶见血管神经性水肿等不良反应。

（4）利尿剂

降压作用明确，小剂量噻嗪类利尿剂适用于 1 级高血压，常规剂量噻嗪类利尿剂适用于 1～2 级高血压或脑卒中二级预防，也是难治性高血压的基础药物之一。利尿剂尤对老年高血压、心力衰竭患者有益。可与 ACEI/ARB、钙拮抗剂合用，但与 βB 联合时注意对糖脂代谢的影响。慎用于有糖脂代谢异常者。大剂量利尿剂对血钾、尿酸及糖代谢可能有一定影响，要注意检查血钾、血糖及尿酸。

（5）β 受体阻滞剂

降压作用明确，小剂量适用于伴心肌梗死后、冠心病心绞痛或心率偏快的 1～2 级高血压。对心血管高危患者的猝死有预防作用。可与二氢吡啶类钙拮抗剂合用。对哮喘、慢性阻塞性肺气肿、严重窦性心动过缓及房室传导阻滞患者禁用；慎用于糖耐量异常者或运动员。注意支气管痉挛、心动过缓等不良反应；长期使用注意对糖脂代谢的影响。

（6）α 受体阻滞剂

适用高血压伴前列腺增生患者，但直立性低血压患者禁用，心力衰竭者慎用。开始用药应在入睡前，以防直立性低血压发生。使用中注意测量坐立位血压。

（7）固定复方制剂

为常用的一类高血压治疗药物，其优点是使用方便，可改善治疗的依从性，应用时注意其相应组成成分的禁忌证或不良反应。

降压药物选择的原则可参考表7。

表7　主要降压药种类选用参考

分类	适应证	禁忌证	
		强制性	可能
钙拮抗剂 （二氢吡啶类）	老年高血压 周围血管病 ISH 心绞痛 颈动脉粥样硬化 冠状动脉粥样硬化	无	快速型心律失常 充血性心力衰竭
钙拮抗剂 （非二氢吡啶类）	心绞痛 颈动脉粥样硬化 室上性心动过速	Ⅱ～Ⅲ度房室传导 　阻滞	充血性心力衰竭
ACEI	充血性心力衰竭 心肌梗死后 左心室肥厚 左室功能不全 颈动脉粥样硬化 非糖尿病肾病 糖尿病肾病 蛋白尿/微量白蛋白尿	妊娠 高血钾 双侧肾动脉狭窄	
ARB	糖尿病肾病 蛋白尿/微量白蛋白尿 心力衰竭 左心室肥厚 心房纤颤预防 ACEI引起的咳嗽	妊娠 高血钾 双侧肾动脉狭窄	
利尿剂 （噻嗪类）	充血性心力衰竭 老年高血压 老老年高血压 ISH	痛风	妊娠
利尿剂 （袢利尿剂）	肾功能不全 充血性心力衰竭		
利尿剂 （抗醛固酮药）	充血性心力衰竭 心肌梗死后	肾功能衰竭 高血钾	
β 受体阻滞剂	心绞痛 心肌梗死后 快速心律失常 稳定型充血性心力衰竭	Ⅱ～Ⅲ度房室传导 　阻滞 哮喘；慢性阻塞性 　肺病	周围血管病糖耐量低减 运动员
α 受体阻滞剂	前列腺增生 高血脂	体位性低血压	充血性心力衰竭

ACEI：血管紧张素转换酶抑制剂；ARB：血管紧张素受体拮抗剂；ISM：单纯收缩期高血压。

4. 降压药的联合应用

（1）降压药组合方案（图2）

ARB：血管紧张素受体拮抗剂；βB：β受体阻滞剂。

ACEI：血管紧张素转换酶抑制剂。图中实线示有临床试验证据，推荐使用；虚线示临床试验证据不足或必要时应慎用的组合。

降压药组合方案见图2。推荐以下前4种组合方案，必要时或慎用后2种组合方案：①钙拮抗剂和ACEI或ARB；②ACEI或ARB和小剂量利尿剂；③钙拮抗剂（二氢吡啶类）和小剂量βB；④钙拮抗剂和小剂量利尿剂；⑤小剂量利尿剂和小剂量βB；⑥α受体阻滞剂和βB（心

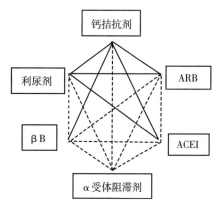

图2　两种降压药的联合方案

功能不全者慎用α受体阻滞剂）。近期临床试验证实较好的降压治疗组合是：非洛地平降低心脑血管事件研究（FEVER）的非洛地平缓释片和氢氯噻嗪联合；盎格鲁斯堪的纳维亚心脏终点研究（ASCOT）的氨氯地平和培哚普利联合；收缩期高血压病人联合疗法防止心血管事件研究（ACCOMPLISH）的贝那普利和氨氯地平组合；高血压综合防治研究（CHIEF）的氨氯地平和替米沙坦联合；强化降压和强化降糖治疗对2型糖尿病高危患者血管疾病预防作用的析因随机研究（ADVANCE）的培哚普利和吲达帕胺组合。根据替米沙坦单用或与雷米普利联用全球终点研究（ONTARGET）结果，应慎重ACEI和ARB联合用于某些心血管病高危患者。

必要时也可用其他组合，包括α受体阻滞剂、中枢作用药（如α₂受体激动剂：可乐定）、咪哒唑啉受体调节剂、血管扩张剂组合。在许多病例中常需要联用3至4种药物。降压药组合是不同种类药物的组合，避免同种类降压药的组合。

（2）联合用药方式

①采取各药的按需剂量配比处方，其优点是可以根据临床需要调整品种和剂量；②采用固定配比复方，其优点是使用方便，有利于提高病人治疗依从性。

（3）基层两种降压药联合治疗参考方案（表8）

表8　基层两种降压药联合治疗参考（范例）

方案	价格低廉药物的组合方案	价格中等及偏上药物的组合方案
C＋D方案：	尼群地平＋氢氯噻嗪；硝苯地平＋氢氯噻嗪	氨氯地平＋复方阿米洛利；非洛地平＋氢氯噻嗪
A＋C或C＋A方案：	卡托普利＋尼群地平；尼群地平＋依那普利；硝苯地平＋卡托普利；依那普利＋硝苯地平	氨氯地平＋替米沙坦；氨氯地平＋培哚普利；非洛地平＋卡托普利；贝那普利＋氨氯地平；拉西地平＋依那普利；缬沙坦＋氨氯地平；左旋氨氯地平＋氯沙坦；氨氯地平＋依那普利
C＋B方案：	尼群地平＋阿替洛尔；硝苯地平＋美托洛尔	氨氯地平＋比索洛尔；非洛地平＋美托洛尔
A＋D或D＋A方案：	吲达帕胺＋卡托普利；卡托普利＋氢氯噻嗪	氯沙坦＋氢氯噻嗪；贝那普利＋氢氯噻嗪；缬沙坦＋氢氯噻嗪；厄贝沙坦＋氢氯噻嗪；吲达帕胺＋依那普利；吲达帕胺＋替米沙坦

注：A：ACEI或ARB；B：小剂量β阻滞剂；C：钙拮抗剂（二氢吡啶类）；D：小剂量利尿剂；ACEI：血管紧张素转换酶抑制剂；ARB：血管紧张素受体拮抗剂；此表仅为范例，其他合理组合方案仍可使用。

（4）初始小剂量单药或小剂量联合治疗的方案

大多数患者需要两种或两种以上降压药联合治疗血压才能达标。根据患者血压水平和危险程度，提出初始治疗用小剂量单药或小剂量两种药联合治疗的方案。建议血压水平＜160/100mmHg，或低危、部分中危患者初始用小剂量单药治疗；对血压水平≥160/100mmHg，或高危患者初始用小剂量两种药联合治疗。治疗中血压未达标的，可增加原用药的剂量或加用小剂量其他种类降压药。对部分轻中度高血压患者，视病情初始可用固定低剂量复方制剂。初始小剂量是指常规量的1/4～1/2，如氢氯噻嗪的常规量是25mg/d，小剂量是指6.25及12.5mg/d。高血压初始小剂量单药或小剂量两种药联合治疗选择流程见图3。

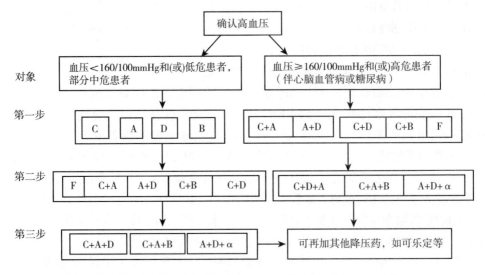

图3　高血压初始小剂量单药或小剂量两种药联合治疗选用流程参考图

A：ACEI或ARB；B：小剂量β受体阻滞剂；C：钙拮抗剂（二氢吡啶类）；D：小剂量噻嗪类利尿剂；α：α受体阻滞剂。CAEI：血管紧张素转换酶抑制剂；ARB：血管紧张素受体拮抗剂；F：固定复方制剂。第1步药物治疗后血压未达标者，可使原药基础上加量或另加一种降压药，如血压达标，则维持用药；第2步也是如此。

（5）我国常用固定复方制剂

我国常用的传统复方制剂有复方利血平（复方降压片）、复方利血平氨苯蝶啶片（降压0号）、珍菊降压片等，尽管我国的某些固定复方制剂组成成分的合理性有些争议，但其有明确的降压作用且价格低廉，仍可作为基层（尤其对经济欠发达的农村地区）降压药的一种选择。我国是脑卒中高发地区，预防脑卒中是治疗高血压的主要目标。降低高血压患者血压水平是预防脑卒中的根本。

使用固定复方制剂时，要掌握其组成成分的禁忌证和可能的不良反应。复方利血平片主要成分是利血平0.032mg、氢氯噻嗪3.1mg、盐酸异丙嗪2.1mg、硫酸双肼屈嗪4.2mg。复方利血平氨苯蝶啶片主要成分是利血平0.1mg、氨苯蝶啶12.5mg、氢氯噻嗪12.5mg、硫酸双肼屈嗪12.5mg。珍菊降压片主要成分是可乐定0.03mg、氢氯噻嗪5mg。

5. 长期药物治疗应考虑患者的经济承受力

我国经济发展不平衡，降压药物的应用是长期甚至是终身的，医生要充分考虑到治疗的长期性和基层患者的经济承受能力。降压药选择的范围很宽，应根据病情、经济状况及患者意愿，选择适合的治疗药物。有降压疗效明确且价格低廉的国产降压药，如尼群地平、氢氯噻嗪、硝苯地平、复方利血平片、美托洛尔、卡托普利、依那普利等；低中价格的药品，如氨氯地平、非洛地平缓释片、贝那普利、拉西地平、硝苯地平缓释片、吲达帕胺、复方阿米洛利、复方利血平氨苯蝶啶片、替米沙坦、氯沙坦、缬沙坦、厄贝沙坦、比索洛尔等；也有中上价格的但临床研究证据多的钙拮抗剂、ACEI 或 ARB 及固定复方制剂等。

6. 高血压的相关治疗（建议在上级医院取得治疗方案，并在上级医生指导下基层持续治疗与随访）

高血压常伴有多种危险因素，或并存临床疾患。在积极治疗高血压的同时，应考虑患者总体心血管危险，进行综合干预，干预有关危险因素，处理并存临床疾患。尤对高血压伴高胆固醇血症、冠心病、脑血管病、糖尿病患者应进行相关治疗。

（1）高血压的调脂治疗

对伴脂代谢异常者，在生活方式干预的基础上，可考虑适度调脂治疗。①高血压伴血总胆固醇水平持续升高（总胆固醇≥6.2mmol/L），考虑予以他汀类调脂治疗，治疗目标是总胆固醇<5.2mmol/L。②高血压伴冠心病、糖尿病、缺血性卒中、周围血管病，血总胆固醇≥5.2mmol/L，即开始他汀类调脂治疗，治疗目标总胆固醇<4.1mmol/L。③高血压伴心肌梗死，缺血性心血管病＋糖尿病的，血总胆固醇≥4.1mmol/L，即开始他汀类调脂治疗，治疗目标总胆固醇<3.1mmol/L。

使用他汀调脂治疗的患者，应注意肌肉疼痛等不良反应，必要时定期检测血清酶学［丙氨酸氨基转移酶（ALT）、天冬氨酸氨基转移酶（AST）、肌酸磷酸激酶（CK）］。请参考 2007 年版《中国成人血脂异常防治指南》。

（2）高血压的抗血小板治疗

高血压伴缺血性心脑血管疾病（冠心病、缺血性卒中）、糖尿病患者，建议用75～100mg/d 阿司匹林治疗。高血压患者血压水平控制在安全范围（血压<160/100mmHg）后方可使用抗血小板治疗。并注意出血等不良反应。

（3）高血压的降糖治疗

高血压伴 2 型糖尿病患者，建议加强生活方式的干预；严格控制血压，血压目标<130/<80mmHg。合理使用降糖药，血糖控制目标：空腹血糖一般目标为≤7.0mmol/L；糖化血红蛋白（HbA_1c）6.5%～7.5%。请参考《中国 2 型糖尿病防治指南》。

7. 降压药物的一般用法、维持与调整

长效降压药一般每早服用 1 次，中效降压药或短效降压药一般用 2～3 次/d，一天多次服用的药物宜全天均衡时间服用。对夜间及凌晨血压增高的患者可调整用药时间或晚间谨慎加服药物；建议尽量选用长效降压药，服用方便，1 次/d，有利于改善治疗依从性，有利于稳定控制血压。

血压达标稳定者，且无不良反应的，一般予以长期维持治疗，长期达标，不要随意调换药物。血压控制不良或不稳定，但无不良反应者，一般原药加至靶剂量，或加另一种类药物。尽量使用长效降压药，以提高血压控制率。

出现轻度药物不良反应，可将药物适当减量；如有明显不良反应的则应停用原药，换其他种类降压药。如治疗中出现痛风者，停用噻嗪类利尿剂；心率<50 次/分者，停

用 βB；不能耐受的干咳者，停用 ACEI。

如出现血压偏低者，可谨慎减少剂量，观察血压变化。如出现低血压或伴明显头晕者，可减量或暂停用药，并密切监测血压变化；待血压恢复后，用小剂量开始继续药物治疗。长期随访中不可随意中断治疗。长期血压不稳定，可造成靶器官损害。

对 1～2 级高血压患者，在夏季酷暑或冬季严寒时期，可根据血压的情况适度调整药物治疗方案。

8. 特殊人群高血压处理

特殊人群高血压包括：老年高血压；ISH；高血压合并脑血管病、冠心病、心力衰竭、慢性肾脏病、糖尿病、周围血管病、妊娠高血压、难治性高血压、高血压急症等。高血压特殊人群大多为心血管病发生的高危人群，应根据各自特点，积极稳妥地采取相应的治疗措施。选用合适的降压药，平稳有效地控制血压，同时处理并存的相关情况，以预防心脑血管病的发生。如对 >65 岁的老年人或 ISH 应初始用小剂量利尿剂或钙拮抗剂，收缩压目标 <150mmHg；心力衰竭首选 ACEI/ARB、利尿剂、βB；糖尿病首选 ACEI 或 ARB，目标血压 <130/80mmHg，常需加钙拮抗剂或小剂量噻嗪类利尿剂，同时要平稳控制血糖；脑血管病常用利尿剂、钙拮抗剂、ACEI/ARB；慢性肾脏病首选 ACEI 或 ARB，必要时加袢利尿剂或长效钙拮抗剂；难治性高血压常用长效钙拮抗剂、利尿剂、ARB 或 ACEI 等联合治疗；冠心病心绞痛常用 βB，或长效钙拮抗剂；心肌梗死后可用 ACEI，或醛固酮拮抗剂；周围血管病常用钙拮抗剂等。发现高血压急诊应立即呼叫急救电话 120，及时转送上级医院诊治；有条件的单位可做简单的必要的急救后转诊。特殊人群高血压处理详见附件 6。

9. 高血压社区防治参考方案

高血压治疗既要遵循一般原则，更要个体化治疗。基层高血压药物选用参考方案见表 9。附件 7 提供的社区高血压防治参考方案仅供基层医生参考使用。

四、高血压的预防和教育

（一）高血压的预防

面对公众，包括针对高血压危险因素开展健康教育、创建支持性环境、改变不良行为和生活习惯，防止高血压发生。

面对易发生高血压的危险人群，实施高血压危险因素控制，以及高血压的早期发现、早期诊断、早期治疗。高血压是可以预防的，对血压 130～139/85～89mmHg、超重/肥胖、长期高盐饮食、过量饮酒者进行重点干预，积极控制相关危险因素，预防高血压的发生。

面对高血压患者，包括定期随访和测量血压。积极治疗高血压（药物治疗与非药物治疗并举），努力使血压达标，减缓靶器官损害，预防心脑肾并发症的发生，降低致残率及死亡率。

（二）社区健康教育

1. 社区健康教育目的

广泛宣传高血压防治知识，提高社区人群自我保健知识，引导社会对高血压防治的关注；倡导"合理膳食、适量运动、戒烟限酒、心理平衡"的健康生活方式，提高社区人群高血压及其并发症防治的知识和技能，树立高血压及其并发症可以预防和控制的信念；鼓励社区居民改变不良行为和生活方式，减少高血压危险因素的流行，预防和控制高血压及相关疾病的发生，改善社区居民生活质量，提高健康水平。

表9　基层高血压降压药物选用参考方案（范例）

对象	第一套选用方案	第二套选用方案
1级高血压（低危）	①尼群地平10mg，2次/日 ②依那普利10mg，1次/日 ③硝苯地平10~20mg，2~3次/日 ④复方降压片1~2片，2~3次/日 ⑤珍菊降压片1~2片，2~3次/日 ⑥卡托普利12.5~25.0mg，2~3次/日 ⑦降压0号1片，1次/日 ⑧氢氯噻嗪12.5mg，每早1次 ⑨吲达帕胺1.25~2.50mg，1次/日 ⑩美托洛尔12.5~25.0mg，1~2次/日 ⑪复方卡托普利1~2片，2次/日	①氨氯地平2.5~5.0mg，每早1次 ②非洛地平缓释片5mg，每早1次 ③贝那普利10~20mg，1~2次/日 ④拉西地平4mg，1次/日 ⑤硝苯地平缓释片20mg，1~2次/日 ⑥氯沙坦50~100mg，1次/日 ⑦缬沙坦80~160mg，1次/日 ⑧替米沙坦40~80mg，1次/日 ⑨比索洛尔2.5~5.0mg，1次/日 ⑩左旋氨氯地平2.5mg，每早1次 ⑪硝苯地平控释片30mg，1次/日
2级高血压（中危）	①尼群地平10~20mg，2次/日 ②依那普利20mg，2次/日 ③氨氯地平5mg，每早1次 ④非洛地平缓释片5~10mg，每早1次 ⑤左旋氨氯地平2.5~5.0mg，每早1次 ⑥降压0号1~2片，1次/日 ⑦贝那普利20mg，1~2次/日 ⑧硝苯地平缓释片20mg，2次/日 ⑨替米沙坦80mg，每早1次 ⑩缬沙坦160mg，每早1次 ⑪氯沙坦100mg，1次/日 ⑫拉西地平4~8mg，1次/日 ⑬硝苯地平控释片30~60mg，1次/日 ⑭比索洛尔5~10mg，1次/日	①氨氯地平2.5~5.0mg+替米沙坦40mg，每早1次 ②非洛地平缓释片5mg+氢氯噻嗪12.5mg，1次/日 ③贝那普利10mg+氢氯噻嗪12.5mg，每早1次 ④拉西地平4mg+美托洛尔12.5~25.0mg，1次/日 ⑤氨氯地平2.5~5.0mg+复方阿米洛利半片，每早1次 ⑥尼群地平20mg+卡托普利25mg，1~2次/日 ⑦氯沙坦50mg+氢氯噻嗪12.5mg，每早1次 ⑧缬沙坦80mg+氢氯噻嗪12.5mg，每早1次 ⑨厄贝沙坦150mg+氢氯噻嗪12.5mg，每早1次 ⑩左旋氨氯地平5mg+卡托普利25mg，1次/日 ⑪比索洛尔2.5mg+氨氯地平5mg，每早1次 ⑫培哚普利4mg+吲达帕胺1.25mg，每早1次 ⑬缬沙坦80mg+氨氯地平5mg，每早1次 ⑭非洛地平缓释片5mg+依那普利10mg，1次/日
3级高血压（高危）	①氨氯地平5mg+替米沙坦80mg，每早1次 ②贝那普利10mg+氨氯地平5mg，1次/日 ③非洛地平缓释片5~10mg+氢氯噻嗪12.5mg，1次/日 ④硝苯地平控释片30mg+依那普利10mg，1次/日 ⑤氨氯地平5mg+复方阿米洛利1片，每早1次 ⑥拉西地平4mg+依那普利20mg，1次/日	①非洛地平缓释片5~10mg+美托洛尔12.5mg，每早1次 ②缬沙坦160mg+氨氯地平5mg，1次/日 ③氨氯地平5mg+培哚普利4mg，每早1次 ④比索洛尔5mg+氨氯地平5mg，1次/日 ⑤左旋氨氯地平5mg+氢氯噻嗪12.5mg，每早1次 ⑥氯沙坦100mg+氨氯地平5mg，1次/日

注：以上药物治疗方案仅为范例，药物、剂量及用法仅供参考；在无相应禁忌证的情况下，可选择其中一个适合的治疗方案。其他合理的治疗方案仍可应用。本表两套方案设计主要考虑降压效果、我国经济发展不平衡及患者长期经济承受能力，第一套方案药品价格相对低，适用于低收入患者。建议因地制宜选用适合患者的降压药。如面对一位低收入农村低危患者，建议一套方案中选用降压药。

2. 社区健康教育方法及内容

利用各种渠道（如讲座、健康教育画廊、专栏、板报、广播、播放录像、张贴和发放健康教育材料等），宣传普及健康知识，提高社区人群对高血压及其危险因素的认识，提高健康意识；根据不同场所（居民社区、机关、企事业单位、学校等）人群的特点，开展健康教育活动；开展调查，对社区的不同人群，提供相应的健康教育内容（附件8）和行为指导。

3. 高血压易患人群的健康指导与干预

（1）高血压易患人群

血压高值［收缩压 130～139mmHg 和（或）舒张压 85～89mmHg］；超重（BMI 24～27.9kg/m²）或肥胖（BMI≥28kg/m²），和（或）腹型肥胖：腰围男≥90cm（2.7 尺），女≥85cm（2.5 尺）；高血压家族史（一级、二级亲属）；长期过量饮酒［饮白酒≥100ml/d；（2 两/日）］年龄≥55 岁；长期膳食高盐。

（2）高血压易患人群健康指导与干预方式及内容

通过社区宣传相关危险因素，提高高血压易患人群识别自身危险因素的能力；提高对高血压及危险因素的认知，改变不良行为和生活习惯；提高对定期监测血压重要性的认识，建议每 6 个月至少测量血压 1 次；积极干预相关危险因素（见高血压非药物疗法）；利用社区卫生服务机构对高血压易患个体进行教育，给予个体化的生活行为指导。

4. 对高血压患者的教育

教育患者正确认识高血压的危害，规范治疗以预防心脑血管病的发生；教育患者要坚持非药物疗法，改变不良生活方式；教育患者要坚持规范化药物治疗；降压治疗要达标；教育患者要定期在家或到诊室测量血压。

五、高血压的管理

（一）高血压分级管理内容

基层医师对辖区内高血压患者进行临床评估，根据危险分层纳入不同的管理级别。将低危、中危、高危患者分为一级、二级、三级管理。根据不同级别，定期进行随访和监测，随访主要指标是血压，基本目标是血压达标。根据血压水平和心血管危险控制情况调整治疗措施。根据需要来确定实验室辅助检测的频率：如心肌缺血、血脂异常、糖尿病或肾病者，可根据病情增加相应指标检测次数；患者使用噻嗪类利尿剂应检查血钾；使用 ACEI 或 ARB 应检查血钾、肌酐等；必要时检测肝功能。分级管理可有效地利用现有资源，重点管理高危病人，提高血压控制率，降低心脑血管病发生和死亡风险。

随访记录及汇总见附件 9、附件 10。社区高血压评估随访流程图见附件 11。分级管理内容见表 10。

（二）管理级别的确定与调整

1. 首次评估与确定管理级别

患者因高血压首次在社区卫生服务机构就诊时，根据血压高低、危险因素、靶器官损害、伴临床疾患及治疗情况进行临床评估，确定管理级别，进行相应级别管理。对定级有困难的患者，应请专科医生会诊，协助确定其管理级别。

2. 年度评估与管理级别的调整

社区对管理的患者进行年度评估、汇总。社区卫生服务机构医师（全科医师、责任医师）应每年对分级管理的患者进行年度评估。根据随访记录情况（全年血压记录、危险因素变化）确定新的管理级别。在社区卫生服务机构管理的高血压患者，出现病情变化、发生高血压相关疾病时，应及时对患者进行临床评估，重新确定管理级别，并按照新的级别管理要求进行随访管理。一般情况下，伴心脑肾疾病，糖尿病者而归为高危的，管理级别长期不变；伴有靶器官损害而分级管理者，一般不作变动；对仅根据血压水平和（或）1～2个可改变的危险因素而分为中危或少数高危的分级管理者，在管理1年后视实际情况而调整管理级别；对血压长期（连续6个月）控制好的，可谨慎降低管理级别；对新发生心脑血管病或肾病及糖尿病者，及时升高管理级别。

表10　高血压分级管理内容

项目	一级管理	二级管理	三级管理
管理对象	低危患者	中危患者	高危患者
建立健康档案	立即	立即	立即
非药物治疗	立即开始	立即开始	立即开始
药物治疗（初诊者）	可随访观察3个月，仍≥140/90mmHg即开始	可随访观察3个月，仍≥140/90mmHg即开始	立即开始药物治疗
血压未达标或不稳定，监测血压	3周1次	2周1次	1周1次
血压达标稳定后，常规随访测血压	3月1次	2月1次	1月1次
测身高、体质量、腰围	2年1次	1年1次	6月1次
检测血脂	4年1次	2年1次	1年1次
检测血糖	4年1次	2年1次	1年1次
检测尿常规	4年1次	2年1次	1年1次
检测肾功能	4年1次	2年1次	1年1次
心电图检查	4年1次	2年1次	1年1次
眼底检查	选做	选做	选做
超声心电图检查	选做	选做	选做
转诊	必要时	必要时	必要时

注：随访监测记录说明：①血压监测：医院、社区站（中心）测量或患者自测血压均可；血压不稳定的增加随访和测血压次数；鼓励患者自测血压。②其他检测项目：社区站（中心）或医院检测均可。③辅助检测的频率为基本要求，可根据需要而增加监测次数。

（三）高血压患者自我管理

提倡高血压患者自我管理，在专业人员的指导下，可以社区居委会为单位组织或患者自发组织管理小组，学习健康知识和防治知识，交流经验，提高高血压的管理效果。

（四）高血压信息化管理

利用电脑网络（如互联网）开展高血压信息化管理是做好社区慢性病防治工作的必要条件；在居民健康档案的基础上建立规范化高血压病历档案，利用计算机进行高血压患者的随访数据管理、工作量统计及考核指标的提取。有关数据及时上网输入，有利于促进规范化管理；有利于基层医生方便操作（如危险分层由计算机程序操作）；有利于提高血压规范管理率；有利于社区、管理部门及专家随时了解工作进度和质量。建议各地因地制宜，积极创造条件，尽早实现包括高血压在内的慢性病信息化管理。

六、社区高血压患者的双向转诊

（一）双向转诊原则

确保患者的安全和有效治疗；减轻患者经济负担；最大限度地发挥基层医生和专

科医生各自的优势和协同作用。

（二）双向转诊的条件与内容

1. 社区初诊高血压转出条件

合并严重的临床情况或靶器官的损害；患者年轻且血压水平达 3 级；怀疑继发性高血压的患者；妊娠和哺乳期妇女；可能有白大衣高血压存在，需明确诊断者；因诊断需要到上级医院进一步检查。

2. 社区随诊高血压转出条件

按治疗方案用药 2～3 个月，血压不达标者；血压控制平稳的患者，再度出现血压升高并难以控制者；血压波动较大，临床处理有困难者；随访过程中出现新的严重临床疾患；患者服降压药后出现不能解释或难以处理的不良反应；高血压伴发多重危险因素或靶器官损害而处理困难者。

3. 上级医院转回社区条件

高血压的诊断已明确；治疗方案已确定；血压及伴随临床情况已控制稳定。

七、基层高血压防治工作考核评估

（一）考核评估的实施

主要由卫生行政主管部门组织开展年度考核评估；按照分级管理要求，对高血压病人与群体进行相关指标的考核评估；考核评估可分层次进行：省市级/区县级/城镇社区医疗卫生服务中心（乡镇卫生院）/城镇社区医疗卫生服务站（村卫生室）/责任医师均可在相应范围进行考核评估。

（二）考核评估指标

考核评估指标众多，本指南提出 3 个基本考核指标。各地可以根据自身工作需要增加考核指标，建议将高血压防治"三率"水平纳入社区高血压防治考核评价指标体系。考核评估工作至少每年进行 1 次。

1. 基本指标

（1）管理率

指基层社区卫生服务机构管理的高血压患者人数占辖区高血压患病总人数的比例。计算公式：管理率 = 已管理高血压人数/辖区高血压患病总人数×100%。辖区高血压患病总人数估算：辖区常住成年人口总数×成年人高血压患病率［通过当地居民普查、抽样调查获得或是选用本省（全国）近期高血压患病率指标］。

（2）规范管理率

指实施分级规范管理的高血压患者（进行药物及非药物治疗并定期随访的患者）人数占年度登记管理的高血压患者人数的比例。1 年中坚持治疗并完成规范要求的随访次数达 70% 以上的，即视为规范管理。

计算公式：

规范管理率 = 规范管理高血压患者人数/年度管理高血压患者人数×100%

（3）管理人群血压控制率

指接受管理的高血压患者中血压达标的人数占管理高血压患者人数的比例。计算公式：管理人群血压控制率＝血压达标人数/管理的高血压人数×100%。

高血压的血压控制率是指收缩压＜140和舒张压＜90mmHg，即收缩压和舒张压同时达标。血压达标可分为时点达标和时期达标两种评估方法：时点达标：指高血压患者最近一次血压控制在140/90mmHg以下；时期达标：指选定时期（一般选用1年）不同时段测量的血压值，同一病人70%以上血压值控制在140/90mmHg以下。

2. 人群高血压防治"三率"指标

（1）高血压知晓率

指社区辖区居民诊断为高血压的患者中知晓自己患高血压者的比率。计算公式：高血压知晓率＝知道自己患高血压的人数/被诊断的患高血压的总人数×100%。

（2）高血压治疗率

指高血压患者中近二周在服药的人数占整个辖区高血压患者总人数的比例。计算公式：高血压治疗率＝近两周在服用高血压药物的人数/被调查者中患高血压的总人数×100%。

（3）高血压控制率

指血压控制达标的高血压患者人数占整个辖区高血压患者总人数的比例。计算公式：高血压控制率＝血压已经达标的人数/被调查者中患高血压的总人数×100%。

范例：某社区医疗卫生服务中心辖区内共有成年居民1万人，全面普查体检查出高血压（包括正在服用抗高血压药物者）2000例，其中1000人在检查时知道自己患高血压，500人在两周内正在服用抗高血压药物治疗，高血压患者检查时测量血压在140/90mmHg以下者有400人。计算该社区人群高血压知晓率为50%（1000/2000）；高血压服药率25%（500/2000）；高血压控制率20%（400/2000）。

该社区全部高血压患者中600人已经接受高血压管理，管理人群中全年坚持治疗并完成规定随访次数70%以上的有400人，管理高血压患者中300人血压达标（＜140/90mmHg）。那么计算得出该社区高血压管理率为30%（600/2000），规范管理率67%（400/600），管理人群血压控制率50%（300/600）。

八、附件

（一）附件1：高血压基本概念

1. 高血压的定义

高血压是一种以动脉血压持续升高为特征的进行性心血管损害的疾病，是全球人类最常见的慢性病，是心脏病、脑血管病、肾脏病发生和死亡的最主要的危险因素。经非同日3次测量血压，收缩压≥140mmHg和（或）舒张压≥90mmHg，可考虑诊断为高血压。初诊高血压应鉴别继发性高血压，由某些疾病引起的血压增高称为继发性高血压，约占高血压的5%~10%，如原发性醛固酮增多症、肾血管性高血压等，通过手术等治疗可痊愈。原因不明的高血压称为原发性高血压，大都需要终身治疗。

白大衣高血压是指患者到医疗机构测量血压高于140/90mmHg，但动态血压24h平均值＜130/80mmHg 或家庭自测血压值＜135/85mmHg。隐性高血压是指患者到医疗机构测量血压＜140/90mmHg，但动态血压24h平均值高于130/80mmHg 或家庭自测血压值高于135/85mmHg。

2. 高血压发病的危险因素

高血压的发病机制尚未明确，现有研究认为与遗传和环境因素有关。大部分高血压发生与环境因素有关，环境因素主要指不良生活方式。高血压的危险因素较多，比较明确的是超重/肥胖或腹型肥胖，高盐饮食，长期过量饮酒，长期精神过度紧张。以上为可改变的危险因素，而性别、年龄和家族史是不可改变的危险因素。

3. 高血压的流行趋势及危害

新中国成立以来，我国人群高血压患病率逐渐增加，1959 年 15 岁以上患病率为 5.1%，1980 年为 7.7%，1991 年为 13.6%；2002 年成人患病率为 18.8%，2002 年比 1991 年增加 31%。2002 年高血压人群的知晓率、治疗率和控制率分别为 30%、25% 和 6%。经过努力，近几年有所提高，但与发达国家相比，仍有差距。我国每年新增高血压患者 1000 万。估计现患高血压 2 亿人。高血压的常见并发症是脑卒中、心肌梗死、心力衰竭、慢性肾脏病；我国心脑血管病发生和死亡者，一半以上与高血压有关。如果不采取有效防治措施，我国高血压患病率将持续上升，心脑血管病发生和死亡居高不下的状况就难以遏制。

4. 高血压防治的主要任务

目前，我国高血压防治的主要任务是通过广泛的宣传教育和有效的防治措施，提高高血压人群的知晓率、治疗率和控制率，进而遏制心脑血管病发生和死亡的增长态势。这是一项巨大的社会工程，需要政府主导，制定积极的防治政策和可行的推广措施；媒体积极宣传健康知识和高血压防治知识，倡导健康生活方式；各级专家在制定防治指南或规范和培训指导方面要发挥重要作用；企业应积极支持高血压防治研究工作和培训教育工作；基层医生积极努力做好高血压的防治工作。基层（社区、乡村）是高血压防治的主战场，基层医生是高血压防治工作的主力军；全社会均应积极参与高血压的防治工作。

研究表明低危、中危、高危患者 10 年内心血管病发生危险分别为 ＜15%、15% ～ 20%、≥20%。降压治疗对高血压低危、中危、高危患者均有益，但对高危患者益处更大；在降压幅度均为 10/5mmHg 时，预防脑卒中的效益高危患者比低危患者大 1 倍，所以对高危患者要加强管理和积极治疗。根据总体心血管病危险程度进行危险分层，对低危、中危、高危进行分级管理，有利于科学防治，提高效果。血压达标后分别每 3 和 2 个月各随访 1 次，也有利于合理使用医疗资源，重点管理好高危患者。

5. 我国高血压临床研究的证据

近年来，国内外进行了一系列大规模随机对照的高血压治疗试验，为高血压治疗提供了证据。治疗时须考虑循证医学的证据并结合实际情况，选用适合该病人的降压药物，优先选用高血压临床研究证实安全有效且价格合理的药物。我国完成的老年收缩期高血压试验（Syst－China）、上海老年高血压研究（STONE）、非洛地平降低事件研究（FEVER）、卒中后降压治疗研究（PATS）得到以下证据：尼群地平、硝苯地平、非洛地平缓释片（康宝德维），吲达帕胺（寿比山）均可显著降低患者血压水平，明显降低脑卒中事件。目前进行的 CHIEF 研究阶段报告表明初始用小剂量苯磺酸氨氯地平（安内真）与替米沙坦（安内强）或复方阿米洛利（安利亚）联合治疗，可明显降低高血压患者血压水平，提高血压控制率。老老年高血压治疗研究（HYVET）包含中国 2/5 的病例，结果表明 80 岁以上高血压患者小剂量缓释吲达帕胺治疗，可减少脑卒中发生及死亡风险。国内外研究均表明，降低高血压患者的血压水平是减少心脑血管事件的根本。降压治疗的效果是明确的，收缩压下降 20mmHg 或舒张压下降 10mmHg，脑卒中风险降低 40% ~ 50%；冠状动脉性心脏病（冠心病）风险降低 15% ~ 30%。

（二）附件 2：血压测量规范

1. 血压测量标准方法

①选择符合标准的水银柱式血压计或符合国际标准［欧洲高血压学会（ESH）、英国高血压学会（BHS）和美国仪器协会（AAMI）］及中国高血压联盟（CHL）认证的电子血压计进行测量。一般不提倡使用腕式或手指式电子血压计。②袖带的大小适合患者的上臂臂围，至少覆盖上臂臂围的 2/3。③被测量者测量前 1h 内应避免进行剧烈运动、进食、喝含咖啡的饮料、吸烟、服用影响血压的药物；精神放松、排空膀胱；至少安静休息 5min。④被测量者应坐于有靠背的座椅上，裸露右上臂，上臂及血压计与心脏处同一水平。老年人、糖尿病患者及出现直立性低血压情况者，应加测站立位血压。⑤将袖带紧贴缚在被测者上臂，袖带下缘应在肘弯上 2.5cm。用水银柱式血压计时将听诊器胸件置于肘窝肱动脉搏动明显处。⑥在放气过程中仔细听取柯氏音，观察柯氏音第 I 时相（第 I 音）和第 V 时相（消失音）。收缩压读数取柯氏音第 I 音，舒张压读数取柯氏音第 V 音。12 岁以下儿童、妊娠妇女、严重贫血、甲状腺功能亢进、主动脉瓣关闭不全及柯氏音不消失者，以柯氏音第 IV 音（变音）作为舒张压读数。⑦确定血压读数：所有读数均应以水银柱凸面的顶端为准；读数应取偶数（0、2、4、6、8），医疗记录中血压尾数 0、2、4、6、8 的分布应均匀，建议分别占（20 ± 10）% 以内，切不可仅记录十整位数（0 偏好）。电子血压计以显示血压数据为准。⑧应间隔 1 ~ 2min 重复测量，取 2 次读数平均值记录。如果收缩压或舒张压的 2 次读数相差 5mmHg 以上应再次测量，以 3 次读数平均值作为测量结果。血压测量有 3 种方式，即诊室血压、自测血压、动态血压。一般讲，诊室血压水平高于自测血压和动态血压 24h 平均水平。自测血压水平接近动态血压 24h 平均水平。

2. 诊室血压

诊室血压是指患者在医疗单位由医护人员测量的血压。目前主要用水银血压计。诊室血压测量方法见血压测量标准方法。目前，高血压诊断一般以诊室血压为准。

3. 自测血压

家庭自我测量血压（自测血压）是指受测者在诊室外的其他环境所测量的血压，一般指家庭自测血压。自测血压可获取日常生活状态下的血压信息。可帮助排除白大衣性高血压、检出隐性高血压，对增强患者诊治的主动参与性、改善患者治疗依从性等方面具有优点。现已作为测量血压的方式之一。但对于精神焦虑或根据血压读数常自行改变治疗方案的患者，不建议自测血压。对新诊断的高血压，建议家庭自测血压连续 7d，每天早晚各 1 次，每次测量 3 遍；去掉第 1 天血压值，仅计算后 6d 血压值，根据后 6d 血压平均值，为治疗决定提供参考。血压稳定后，建议每周固定一天自测血压，于早上起床后 1h，服降压药前测坐位血压。血压不稳定或未达标的，建议增加自测血压的频率。

推荐使用符合国际标准的（ESH、BHS 和 AAMI）上臂式全自动或半自动电子血压计。一般而言，自测血压值低于诊室血压值。正常上限参考值为 135/85mmHg。医护人员应指导患者自测血压，培训居民测量血压的方法和注意事项。

4. 动态血压

动态血压是指患者配戴动态血压监测仪记录的 24h 血压。动态血压测量应使用符合国际标准（BHS、ESH 和 AAMI）的监测仪。动态血压的正常值推荐以下国内参考标准：24h 平均值 < 130/80mmHg，白昼平均值 < 135/85mmHg，夜间平均值 < 120/70mmHg。正常情况下，夜间血压均值比白昼血压值低 10%～15%。动态血压监测在临床上可用于诊断白大衣性高血压、隐性高血压、难治性高血压、发作性高血压或低血压，评估血压升高严重程度，但是目前主要仍用于临床研究，如评估预后、新药或治疗方案疗效等，不能取代诊室血压测量。动态血压测量时应注意以下问题：测量时间间隔应设定白天一般为 1 次/30min，夜间为 1 次/h。可根据需要而设定所需的时间间隔。指导病人日常活动，避免剧烈运动。测血压时病人上臂要保持伸展和静止状态。若首次检查由于伪迹较多而使读数 >80% 的预期值，应再次测量。可根据 24h 平均血压、日间血压或夜间血压进行临床决策参考，但倾向于应用 24h 平均血压。一般情况是诊室所测血压水平高于自测血压和动态血压 24h 平均水平；自测血压水平接近动态血压 24h 平均水平。

（三）附件 3：影响预后的因素（表 11）

表 11　影响预后的因素

心血管病的危险因素	靶器官损害或糖尿病	并存临床疾患（ACC）
收缩压和舒张压水平（1～3 级） 年龄 >55 岁 吸烟 血脂异常 　TC≥5.7mmol/L（220mg/dl） 　或 LDL－C >3.6mmol/L 　（140mg/dl） 　或 HDL－C <1.0mmol/L 　（40mg/dl） 早发心血管病家庭史 　一级亲属，发病年龄 <50 岁 腹型肥胖或肥胖：腹型肥胖，腰围 　≥90（男），≥85cm（女）；肥 　胖，BMI≥28kg/m² 缺乏体力活动	左心室肥厚：心电图、超声心 　动图：LVMI 或 X 线 动脉壁增厚：颈动脉超声 IMT 　≥0.9mm 或动脉粥样硬化性斑块的超声 　表现 动脉僵硬度（PWV）≥12m/s 血清肌酐轻度升高： 　男性 115～133μmol/L（1.3～ 　1.5mg/dl）；女性 107～ 　124μmol/L（1.2～1.4mg/dl） 微量白蛋白尿 　尿白蛋白 30～300mg/24h； 白蛋白/肌酐比： 　男性 ≥22mg/g（2.5mg/mmol） 　女性 ≥31mg/g（3.5mg/mmol）	脑血管病：缺血性卒中、脑出血、短暂 　性脑缺血发作 心脏疾病：心肌梗死史、心绞痛、冠状 　动脉血运重建、充血性心力衰竭 肾脏疾病：糖尿病肾病［肾功能受损 　（血肌酐），男性 >133μmol/L（1.5mg/dl）； 　女性 >124μmol/L（1.4mg/dl）］ 蛋白尿（>300mg/24h） 外周血管疾病 视网膜病变：出血或渗出，视乳头水肿 糖尿病：空腹血糖≥7.0mmol/L（126mg/dl）； 　餐后血糖≥11.1mmol/L（200mg/dl）

　　注：LVMI：左室质量指数；IMT：颈动脉内膜中层厚度；TC：总胆固醇；LDL－C：低密度脂蛋白胆固醇；HDL－C：高密度脂蛋白胆固醇；BMI：体质量指数；PWV：脉搏波传导速度。

（四）附件 4：我国常用口服抗高血压药物表（表 12）

（五）附件5：基层常用降压药的名称、使用方法、适应证、禁忌证及不良反应（表13）

（六）附件6：特殊人群高血压处理（建议在上级医院取得治疗方案或在上级医生指导下治疗）

表12　我国常用口服抗高血压药物

分类	名称	参考剂量范围 （mg/d）	分服 （次/日）	主要不良反应
钙拮抗剂（CCB）				
二氢吡啶	尼群地平	10~30	2	水肿、头痛、潮红
	非洛地平缓释片	2.5~20.0	1	水肿、头痛、潮红
	硝苯地平	10~60	2~3	水肿、头痛、潮红
	硝苯地平控释片	30~60	1~2	水肿、头痛、潮红
	硝苯地平缓释片	10~60	2	水肿、头痛、潮红
	拉西地平	4~8	1	水肿、头痛、潮红
	氨氯地平	2.5~10.0	1	水肿、头痛、潮红
	左旋氨氯地平	2.5~5.0	1	水肿、头痛、潮红
非二氢吡啶	地尔硫䓬	90~360	1~2	抑制心脏传导及心功能
	维拉帕米	80~240	2~3	抑制心脏传导及心功能
血管紧张素转换酶 抑制剂（ACEI）	卡托普利	25~100	2~3	血钾高、血管神经性水肿
	依那普利	5~40	1~2	血钾高、血管神经性水肿
	贝那普利	5~40	1~2	血钾高、血管神经性水肿
	雷米普利	1.25~20	1	血钾高、血管神经性水肿
	培哚普利	4~8	1	血钾高、血管神经性水肿
	福辛普利	10~40	1	血钾高、血管神经性水肿
	赖诺普利	5~40	1	血钾高、血管神经性水肿
血管紧张素受体 拮抗剂（ARB）	氯沙坦	25~100	1	血钾高、血管神经性水肿
	缬沙坦	80~160	1	血钾高、血管神经性水肿
	替米沙坦	20~80	1	血钾高、血管神经性水肿
	厄贝沙坦	150~300	1	血钾高、血管神经性水肿
	坎地沙坦	8~32	1	血钾高、血管神经性水肿
利尿剂				
噻嗪类	氢氯噻嗪	6.5~25.0	1	低血钾、尿酸升高
	吲达帕胺	0.625~2.5	1	低血钾
袢利尿剂	呋塞米	20~80	1~2	低血钾
保钾利尿剂	氨苯蝶啶	50~100	1~2	高血钾
	盐酸阿米洛利	5~10	1~2	高血钾
醛固酮拮抗剂	螺内酯	20~40	1~2	高血钾、男性乳房发育
β受体阻滞剂	阿替洛尔	12.5~50.0	1~2	支气管痉挛、心功能抑制
	美托洛尔	50~100	1~2	支气管痉挛、心功能抑制
	比索洛尔	2.5~10.0	1	支气管痉挛、心功能抑制
	倍他洛尔	5~20	2	支气管痉挛、心功能抑制
	普萘洛尔	30~90	2	支气管痉挛、心功能抑制
α₁受体阻滞剂	哌唑嗪	2~20	2~3	直立性低血压
	多沙唑嗪	2~4	1~2	直立性低血压
	特拉唑嗪	1~20	1~2	直立性低血压
β受体+α受体阻 滞剂	卡维地洛	12.5~50.0	2	支气管痉挛
	拉贝洛尔	200~400	2	支气管痉挛、体位性低血压
中枢α₂受体激动剂	可乐定	0.1~0.8	2	口干、嗜睡、水钠潴留
	可乐定帖剂	0.25	1/周	口干、皮肤过敏
血管扩张剂	肼屈嗪	25~100	2	狼疮综合征

注：药物使用说明：如卡托普利25~100mg/d，分2~3次口服（而不是25~100mg/d，口服2~3次/d）。

表13 基层常用降压药的名称、使用方法、适应证、禁忌证及不良反应

降压药名称	通用名	每次剂量	服药（次/日）	适应证	禁忌证	主要不良反应
钙拮抗剂（二氢吡啶）	尼群地平	10～30mg	2	老年高血压	相对禁忌证：快速心律失常充血性心力衰竭	头痛、水肿
	氨氯地平	2.5～10.0mg	1	周围血管病		
	拉西地平	4～8mg	1	收缩期高血压		
	非洛地平缓释片	2.5～10.0mg	1	心绞痛		
	硝苯地平	2～3mg	2～3	颈动脉粥样硬化		
	硝苯地平缓释片	20mg	1～2	冠状动脉粥样硬化		
	左旋氨氯地平	2.5～5.0mg	1			
ACEI	依那普利	10～20mg	1～2	充血性心力衰竭心肌梗死后	绝对禁忌证：妊娠高血钾双侧肾动脉狭窄	咳嗽、血管神经水肿
	卡托普利	12.5～50.0mg	2～3	左室功能不全		
	贝那普利	10～40mg	1～2	糖尿病肾病蛋白尿；微量白蛋白尿非糖尿病肾病		
ARB	氯沙坦	25～100mg	1	糖尿病肾病蛋白尿；微量白蛋白尿；	同ACEI	血管神经水肿
	缬沙坦	80～160mg	1	心力衰竭；左心室肥厚		
	厄贝沙坦	150～300mg	1	心房纤颤预防；		
	替米沙坦	20～80mg	1	ACEI引起的咳嗽		
利尿剂（噻嗪类）				老年高血压老老年高血压		血钾低绝对禁忌证：痛风
	氢氯噻嗪	6.25～25.00mg	1	收缩期高血压		
	吲达帕胺	1.25～2.50mg	1	心力衰竭		
β受体阻滞剂				心绞痛	2～3度传导阻滞	支气管痉挛心动过缓
	阿替洛尔	12.5～25.0mg	1～2	心肌梗死后	哮喘	
	美托洛尔	25～50mg	2	快速性心律失常	慢性阻塞性肺病	
	比索洛尔	2.5～10.0mg	1～2	充血性心力衰竭		
复方制剂				1～2级高血压		相应成分的副作用
	复方利血平片	1～3片	2～3		活动性溃疡	
	复方利血平氨苯蝶定片	1～2片	1			
		1～2片	2～3		肾衰竭相关禁忌证	
	珍菊降压片	1～2片	1			
	缬沙坦/氢氯噻嗪	1片	1	单药控制不佳的高血压		
	氯沙坦/氢氯噻嗪	1～2片	1～2			
	卡托普利/氢氯噻嗪	1片				
	阿米洛利/氢氯噻嗪	1片	1			
	贝那普利/氢氯噻嗪					

注：ACEI：血管紧张素转换酶抑制剂；ARB：血管紧张素受体拮抗剂。

1. 老年人

老年（>65岁）高血压降压治疗同样受益。降压药务必从小剂量开始，根据耐受性逐步降压，应测量用药前后坐立位血压；尤其对体质较弱者更应谨慎。注意原有的以及药物治疗后出现的直立性低血压。老年人有较多危险因素、靶器官损害，合并心血管病、糖尿病等情况也较多，常需多药合用。各年龄段高血压病人应用利尿剂、钙拮抗剂、ACEI或ARB等抗高血压治疗均有益。

≥80岁的一般体质尚好的老老年高血压患者进行适度降压治疗也有好处，当收缩

压≥160mmHg 者，可用小剂量的利尿剂，必要时加小剂量 ACEI。目标收缩压 < 150mmHg。降压达标时间适当延长。

部分舒张压低的老年收缩期高血压患者的降压治疗有一定难度。舒张压 < 70mmHg，如收缩压 < 150mmHg，则观察；如收缩压≥150mmHg，则谨慎用小剂量利尿剂、ACEI、钙拮抗剂；舒张压低于 60mmHg 时应引起关注。

2. 冠心病

稳定型心绞痛时首选 βB 或长效钙拮抗剂及长效 ACEI；急性冠状动脉综合征时选用 βB 或 ACEI；心肌梗死后病人用 ACEI、βB 和醛固酮拮抗剂。

3. 高血压合并心力衰竭

症状少者用 ACEI 和 βB；症状多的可将 ACEI 或 ARB、βB 和醛固酮拮抗剂，或与祥利尿剂合用。βB 从小剂量开始，逐渐缓慢加至目标量。左心衰竭者的血压目标 < 120/80mmHg。

4. 高血压合并糖尿病

高血压伴糖尿病常需要严格控制血压，一般 ACEI、ARB 为首选。要求将血压目标降至 130/80mmHg 以下，因此常联合用钙拮抗剂、小剂量噻嗪类利尿剂或 βB。要重视糖尿病的降糖和降压治疗，降压治疗减少血管疾病的净效益更好。

5. 慢性肾脏疾病

血压应严格控制在 130/80mmHg 以下，尿白蛋白 > 1g/d 时血压应控制在 125/75mmHg 以下，首选 ACEI、ARB，有利于防止肾病进展，重度患者须合用祥利尿剂。但要注意监测肾功能，如用 ACEI/ARB 后，血肌酐较基础升高 < 30%，则可谨慎使用或减量；如升高 > 30%，可考虑停药。血压不达标者应积极联合长效钙拮抗剂。

6. 脑血管病后

急性脑卒中降压治疗有争议。如血压≥220/120mmHg 的，可考虑适度降压治疗，但应缓慢降压和密切观察病人反应。有短暂性脑缺血发作或脑卒中史（非急性期）者，进行适度的降压治疗均能减少卒中的再发。噻嗪类利尿剂、ACEI 与利尿剂合用、钙拮抗剂及 ARB 等有利于减少脑卒中再发事件。降压后头晕加重者，应注意有无颈动脉狭窄问题。如双侧颈动脉严重狭窄，则谨慎或缓慢降压。

7. 妊娠高血压

1）诊断依据：妊娠高血压是指妊娠后 20 周，孕妇发生高血压（血压≥140/90mmHg）；或血压较孕前或孕早期升高 ≥30/15mmHg；至少测量两次血压，应间隔 6h。妊娠高血压同时伴蛋白尿和（或）水肿称为妊娠高血压综合征。妊娠高血压综合征的患者发生抽搐称为子痫。

2）处理原则：及时转上级医院治疗；必要时用甲基多巴、肼屈嗪（肼苯哒嗪）、拉贝洛尔、硫酸镁等；分娩后继续监测血压。

8. 难治性高血压

应用非药物治疗以及包括利尿剂在内的至少 3 种药物治疗数周仍不能将血压控制在目标水平称为难治性高血压。

难治性高血压有真性与假性之分，应注意区别。

假性难治性高血压多为白大衣高血压，以及病人上臂较粗、使用的袖带不合适，应注意避免。真性难治性高血压原因可见于未发现的继发性高血压，治疗依从性较差，应用有升压作用的药物，体质量增加，酗酒，利尿剂治疗不充分，进展性肾功能不全，高盐摄入等情况。应认真分析原因和处理。

可采用规范血压测量方法，正确使用降压药物。明确诊断，找出原因，对症治疗等防治措施。及时请专科医生会诊或转院诊治。加用螺内酯（安体舒通）对部分患者可能有效；可用利尿剂 + 长效钙拮抗剂 + ACEI 或 ARB 联合治疗。

9. 高血压急症

原发性和继发性高血压在疾病发展过程中，在某些诱因作用下，血压急剧升高，病情急剧恶化，称为高血压急症。收缩压 >220mmHg 和（或）舒张压 >130mmHg 无论有无临床症状都应视为高血压急诊。常见高血压急症包括以下情况：高血压伴有急性脑卒中、高血压脑病、急性心肌梗死、急性左室衰竭伴肺水肿、不稳定型心绞痛、主动脉夹层动脉瘤等。

不论是何种类型的高血压急症均应立即处理，在紧急处理的同时立即呼叫 120，联系尽快转诊。对于急性脑卒中、高血压脑病，应慎重降压，注意降压的速度和幅度；对于急性心肌梗死、急性左室衰竭伴肺水肿、不稳定型心绞痛、主动脉夹层动脉瘤等，应立即降压至安全范围。视病情考虑口服短效降压药，如卡托普利、拉贝洛尔、乌拉地尔、可乐定、硝苯地平等。在密切可监测血压的情况下，有条件的可缓慢静脉滴注硝普钠、硝酸甘油、艾司洛尔或静脉注射尼卡地平、乌拉地尔。应注意降压的速度和程度，最初可使血压在原血压水平的基础上下降 20% ~25% 或降至 160/100mmHg。慎用或不用舌下含服硝苯地平。不推荐短效二氢吡啶类钙拮抗剂用于急性冠脉综合征或心力衰竭。

（七）附件 7：高血压基层防治参考方案（表 14）（仅供给基层医生参考）

表 14 高血压基层防治参考方案

方案编号 危险分组	适用范围	防治措施	控制目标
方案 0 号 正常高值	血压正常高值 收缩压 120 ~139mmHg 舒张压 80 ~89mmHg 无危险因素	非药物治疗 积极干预相关危险因素（限盐、限酒、减重、运动） 监测血压和危险因素；每半年随访 1 次	血压 <120/80mmHg 无新增危险因素
方案 01 低危	高血压 1 级 收缩压 140 ~159mmHg 舒张压 90 ~99mmHg 无危险因素	非药物治疗 小剂量或常规量利尿剂，或钙拮抗剂，或 ACEI/ ARB；或 βB； 未达标，小剂量利尿剂 + 小剂量钙拮抗剂，或 ACEI；3 个月随诊 1 次； 监测血压、危险因素	血压 <140/90mmHg 无新增危险因素
方案 02 中危	高血压 1 级 + 危险因素 1 ~2 个； 高血压 2 级： 收缩压 160 ~179mmHg 舒张压 100 ~109mmHg 无危险因素	非药物治疗 常规量利尿剂，或常规量钙拮抗剂，或常规量 ACEI/ARB；或常规量 βB 小剂量利尿剂 + 小剂量钙拮抗剂，或 + ACEI/ARB； 适量二氢吡啶钙拮抗剂 + ACEI 或 ARB，或 + 小量 βB；2 个月随诊 1 次； 监测血压、危险因素	血压 <140/90mmHg 危险因素得到控制 无新增危险因素

方案编号 危险分组	适用范围	防治措施	控制目标
方案 03 高危	高血压 3 级 收缩压≥180mmHg 舒张压≥110mmHg 无危险因素	非药物治疗 利尿剂 + 钙拮抗剂，或 + ACEI，或 + ARB 二氢吡啶钙拮抗剂 + ACEI，或 + βB 小剂量利尿剂 + 钙拮抗剂 + ACEI 或 ARB 1～2 周随诊 1 次；病情恶化及时随诊监测血压、危险因素	血压 <140/90mmHg 无新增危险因素
方案 04 高危	高血压 1～2 级 + 危险因素≥3 或 TOD 收缩压 140～179mmHg， 舒张压 90～109mmHg	非药物治疗 适量钙拮抗剂，或 ACEI，或 ARB，或利尿剂，或 βB 小剂量利尿剂 + 钙拮抗剂，或 ACEI/ARB 钙拮抗剂 + ACEI/ARB，或 + βB；监测血压、危险因素；随诊 1 次/月 监测血压（血脂）；干预危险因素	血压 <140/90mmHg 危险因素得到控制 无新增危险因素
方案 05 高危	高血压 1、2 级 收缩压 140～179mmHg 舒张压 100～109mmHg 颈动脉壁增厚或斑块	非药物治疗 常规量钙拮抗剂，或 ACEI/ARB；或利尿剂，或 βB 小剂量利尿剂 + 钙拮抗剂，或 + ACEI/ARB 加用阿司匹林 必要时加用调脂药 2 个月随诊 1 次，颈部超声检查可 2 年复查 1 次	血压 <140/90mmHg 无新增危险因素
方案 06 高危	高血压合并 2 型糖尿病	非药物治疗 降压治疗首选 ACEI 或 ARB 必要时加用钙拮抗剂，或小剂量噻嗪类利尿剂，或小剂量 βB 如血脂异常，加用调脂药 1 个月随诊 1 次 监测血压、血糖和干预危险因素 治疗糖尿病：健康的生活方式：合理饮食、适当运动、控制体重、严格戒烟，限酒 降糖可用双胍类、磺脲类等；小剂量阿司匹林（75～100mg/d）	血压 <130/80mmHg 空腹血糖 <7mmol/L； 糖化血红蛋白 6.5%～7.5%；总胆固醇 <4.5mmol/L；HDL‐C >1.0mmol/L；三酰甘油 <1.5mmol/L
方案 07 高危	高血压合并左心室肥厚	非药物治疗 适量 ACEI，或 ARB，或钙拮抗剂，或利尿剂，或 βB ACEI/ARB + 钙拮抗剂，或 + 小量利尿剂 钙拮抗剂 + 小量利尿剂，或 + βB；1 个月随诊 1 次，监测血压	血压 <140/90mmHg 无心功能不全
方案 08 高危	高血压合并肥胖	非药物治疗；合理饮食，积极运动，严格控制体质量；3～6 个月减重 2.5～5.0kg 适量 ACEI 或 ARB，或利尿剂，或钙拮抗剂 小剂量吲达帕胺 + ACEI/ARB，或 + 钙拮抗剂 ACEI/ARB + 钙拮抗剂；1 个月随诊 1 次；监测血压、BMI、腰围	血压 <140/90mmHg BMI <24kg/m^2 腰围 <90（男）；<85（女）cm
方案 09 高危	高血压合并血脂异常	非药物治疗；合理饮食：减少脂肪、酒精的摄入；加强运动，控制体质量 适量 ACEI，或 ARB，或钙拮抗剂；必要时加小量利尿剂 适量 ACEI/ARB + 钙拮抗剂；应用调脂药；如他汀类；1 个月随诊 1 次；监测血压、血脂	血压 <140/90mmHg； 总胆固醇 <4.5mmol/L； HDL‐C >1.1mmol/L； 三酰甘油 <1.5mmol/L

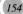

方案编号 危险分组	适用范围	防治措施	控制目标
方案10 高危	高血压合并有脑血管病史（非急性期）者	非药物治疗 常规量利尿剂 小剂量利尿剂 + ACEI 钙拮抗剂或 ARB 脑血管病其他常规治疗；病情恶化随时请会诊或转诊；随诊1次/半个月 监测血压和干预危险因素	血压 < 140/90mmHg 老年人收缩压 < 150mmHg
方案11 高危	高血压合并冠心病	非药物治疗 稳定型心绞痛时首选 βB 或长效钙拮抗剂 急性冠脉综合征用 βB 和 ACEI 心肌梗死后病人用 ACEI、βB 或醛固酮拮抗剂 冠心病其他常规治疗；病情恶化随时请会诊或转诊；随诊1次/半个月；监测血压、血脂 常合用阿司匹林；干预危险因素	血压 < 130/80mmHg 控制心绞痛发作 避免心肌梗死
方案12 高危	高血压合并慢性心力衰竭	非药物治疗 症状少者用 ACEI 和 βB 症状多的可用 ACEI、βB、ARB 或醛固酮拮抗剂，常与袢利尿剂合用 慢性心力衰竭其他常规治疗；病情恶化随时请会诊或转诊；控制体质量及限盐 随诊1次/半个月；监测血压、心功能	血压 < 130/80mmHg 心力衰竭基本平稳
方案13 高危	高血压合并慢性肾脏病	非药物治疗 首选 ACEI 或 ARB 常加钙拮抗剂；常与袢利尿剂合用 慢性肾脏病其他常规治疗；病情恶化随时请会诊或转诊；限制盐摄入量；随诊1次/半个月 监测血压、肾功能 双侧肾动脉狭窄、妊娠及血肌酐 > 265μmol/L 的不宜用 ACEI 或 ARB	血压 < 130/80mmHg 肾功能稳定，尿蛋白 > 1g/d，血压 < 125/75mmHg
方案14 高危	难治性高血压	非药物治疗 鉴别假性或真性难治性高血压 排除继发性高血压或其他原因 长效钙拮抗剂 + 噻嗪类利尿剂 + ARB 或 ACEI 长效钙拮抗剂 + 醛固酮拮抗剂 + 其他降压药 其他常规治疗；建议请会诊或转诊；随诊1次/半个月；监测血压、肾功能	血压 < 140/90mmHg 老年收缩压 < 150mmHg

注：表内血压以"mmHg"为单位，血脂以"mmol/L"为单位；TOD：靶器官损害；利尿剂为噻嗪类；ACEI：血管紧张素转换酶抑制剂；ARB：血管紧张素受体拮抗剂；βB：β受体阻滞剂；HDL – C：高密度脂蛋白胆固醇；BMI：体质量指数。

（八）附件8：不同人群健康教育内容（表15）

（九）附件9：高血压患者分级管理随访记录表（表16）

（十）附件10：高血压分级管理汇总表（表17）

表15 不同人群健康教育内容参考

正常人群	高血压易患人群	已确诊的高血压患者
什么是高血压	（同左侧内容）	（同左侧内容）
高血压的危害	哪些是高血压的易患人群	高血压是如何分级的
高血压是不良生活方式疾病	什么是高血压的心血管危险因素	什么是靶器官损害和并存的临床情况
高血压是可以预防的	高血压伴心血管危险因素的危害	高血压患者为什么分为低危、中危、高危层进行管理
哪些人容易得高血压	如何纠正不良生活方式或习惯	高血压的非药物治疗内容
什么是健康生活方式	如何降低心血管疾病的危险因素	常用抗高血压药分类、用法、注意事项、副作用、禁忌证
定期检测血压的意义	要特别关注自己的血压	为什么高血压病人要终身服药
要注意监测自己的血压	至少6个月监测1次血压	如何配合社区医务人员做好高血压分级管理，定期随访
成人每年测一次血压	鼓励家庭自测血压	如何正确测量血压
		至少每2个月监测1次血压
		积极提倡患者自测血压

表16 高血压患者分级管理随访记录表（仅供参考）

高血压患者分级管理随访记录表　　　（20　年度）

姓名：　　性别：　　年龄：　　档案号：　　高血压管理分级：一级管理□　二级管理□　三级管理□

日期	定期测血压均值（mmHg）	本次血压值（mmHg）	体征			辅助检查			非药物治疗				药物治疗		接诊医师
			脉搏（次/min）	BMI（kg/m²）	其他	尿	血	心电图	膳食低盐	运动治疗	饮食治疗	其他	种类及服药次/d	不良反应	
年度评估及分级管理变更情况变更情况													责任医师：		

注：BMI：体质量指数。

表17　高血压分级管理汇总表（20　　年　　　月）（仅供参考）

项目	居民人数	登记患病人数	本年度新发现病人数	管理人数				管理效果				管理失访			管理覆盖率	规范管理率	心脑血管事件率
				一级管理	二级管理	三级管理	合计	一级管理达标率	二级管理达标率	三级管理达标率	合计达标率	搬迁	死亡	其他			
总数																	
男［例（％）］																	
女［例（％）］																	

填表单位：　　　　　　　　　　　　　填表人：　　　　　　　　　　　　　填表日期：

（十一）附件11：基层高血压防治管理流程图（图4）

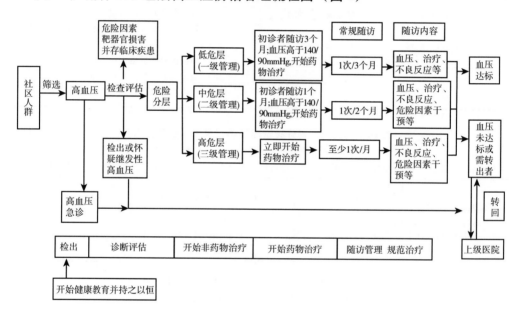

图4　基层高血压防治管理流程图
血压以"mmHg"为单位

内 容 提 要

　　本书是按照北京市卫生局、北京医师协会的要求，由北京医师协会组织全市高血压专科的专家、学科带头人及中青年业务骨干共同编写而成。体例清晰、明确，内容具有基础性、专业性、指导性及可操作性等特点。既是专科医师应知应会的基本知识和技能的指导用书，也是北京市高血压专科领域执业医师"定期考核"业务水平的唯一指定用书。

　　本书适合广大执业医师、在校师生参考学习。

图书在版编目（CIP）数据

高血压诊疗常规／孙宁玲，吴海英主编. —北京：中国医药科技出版社，2015.1
（临床医疗护理常规）
ISBN 978－7－5067－7104－7

Ⅰ．①高…　Ⅱ．①孙…②吴…　Ⅲ．①高血压—诊疗　Ⅳ．①R544.1

中国版本图书馆 CIP 数据核字（2014）第 255153 号

美术编辑　陈君杞
版式设计　郭小平

出版　中国医药科技出版社
地址　北京市海淀区文慧园北路甲 22 号
邮编　100082
电话　发行：010－62227427　邮购：010－62236938
网址　www.cmstp.com
规格　787×1092 mm ¹⁄₁₆
印张　10 ½
字数　214 千字
版次　2015 年 1 月第 1 版
印次　2017 年 1 月第 2 次印刷
印刷　三河市百盛印装有限公司
经销　全国各地新华书店
书号　ISBN 978－7－5067－7104－7
定价　**48.00 元**

本社图书如存在印装质量问题请与本社联系调换